Neu auf der Fachstation

Diese Reihe bietet neuen Kollegen und Wiedereinsteigern Unterstützung bei der schnellen Einarbeitung in einen neuen Bereich oder auf einer neuen Station. Motto: „Keine Angst vor einem Stationswechsel". Die Bücher dieser Reihe bieten ein schnelles Nachschlagen in konkreten Situationen und Platz für wichtige Notizen. Checklisten helfen tägliche Abläufe (Visiten, Übergaben, Monitoring) und Vorgänge (Bestellungen) zu optimieren.
Ziel ist es, die Pflegekraft auf Station optimal für ihren Stationsalltag auszustatten, schnell Einzuarbeiten und so die Qualität der Versorgung zu sichern.

Weitere Bände in der Reihe ► http://www.springer.com/series/15043

Ute Schnittert

Neu in der Dialyse

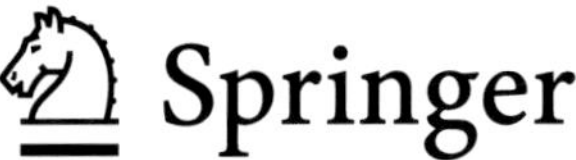

Ute Schnittert
Solingen, Deutschland

ISBN 978-3-662-61014-5 ISBN 978-3-662-61015-2 (eBook)
https://doi.org/10.1007/978-3-662-61015-2

Die Deutsche Nationalbibliothek verzeichnet diese Publikation in der Deutschen Nationalbibliografie; detaillierte bibliografische Daten sind im Internet über ▶ http://dnb.d-nb.de abrufbar.

Planung/Lektorat: Sarah Busch
Springer ist ein Imprint der eingetragenen Gesellschaft Springer-Verlag GmbH, DE und ist ein Teil von Springer Nature.
Die Anschrift der Gesellschaft ist: Heidelberger Platz 3, 14197 Berlin, Germany

Vorwort

Dialyse ist ein Dauerarrangement für die Patienten. Und nicht selten auch für die dort arbeitenden Pflegefachkräfte. Dadurch unterscheidet sich die Arbeit in einer Dialyse sehr von anderen pflegerischen Fachbereichen.

Um die ambulanten oder stationären Patienten während der Dialysebehandlung optimal zu betreuen und zu überwachen, und zwar vom Eintreffen bis zum Verlassen der Räumlichkeiten, sind persönliche Qualitäten und Fachkompetenz notwendig. Eine nephrologische Pflegefachkraft muss in der Lage sein, Dialysebehandlungen selbstständig durchzuführen, auch wenn kein Arzt in der Nähe ist. Dieser Aspekt erklärt, warum es keine optionale Angelegenheit ist, über fundiertes Basiswissen zu verfügen. Es ist ein Pflichtprogramm.

Bis zum Erreichen dieser Kompetenz sind viele Schritte notwendig, wobei bekanntermaßen auch der längste Weg mit dem ersten Schritt beginnt. Ein erster Schritt sollte es sein, sich theoretisch auf das neue Aufgabengebiet vorzubereiten und sich gedanklich in das Neuland hineinzubewegen.

Entsprechend der üblichen Ausbildungspraxis in Dialyseabteilungen, den Schwerpunkt auf die Hämodialysetherapie zu legen, ist auch das vorliegende Buch konzipiert. Die Bereiche Peritonealdialyse und andere extrakorporale Blutreinigungsverfahren werden daher lediglich rein informell vorgestellt.

Dieses kleine Buch eignet sich hervorragend zur Ergänzung der kollegialen Praxisanleitung in Dialyseabteilungen. In Zeiten der Personalknappheit bei gleichzeitig steigenden Patientenzahlen ist es leider oft auch in der Dialyse „mit der Ruhe“ vorbei, die man nicht ganz zu Unrecht mit dem Fachbereich assoziiert. Mentoren in der Dialyse (wie auch anderswo in der Krankenpflege) stehen unter dem nicht unerheblichen Druck, einerseits hingebungsvoll und gründlich neue Mitarbeiter auszubilden, andererseits aber uneingeschränkt (und ohne Verzögerung im Ablauf) ihrer Kernarbeit nachgehen zu müssen. Deshalb ist es für Dialyseneulinge hilfreich, im Zweifelsfalle und in Abwesenheit des Mentors schnell auf Wissen zurückgreifen zu können.

Dieses Buch ist ein Wegweiser durch das Neuland Dialyse. Es gehört natürlich in die Kitteltasche.

Ute Schnittert
Solingen
im Winter 2019

Danksagung

Die Verwirklichung dieses Buchprojektes war nur möglich, weil Frau Sarah Busch vom Springer Verlag das Wagnis eingegangen ist, mich für den Verlag ins Boot zu holen. Dafür und für die Betreuung während der Schreibphase bedanke ich mich herzlich.

Großen Dank hat auch mein Bruder Uwe verdient, dem ich von Herzen wünsche, ebenfalls einer Frau Busch zu begegnen. Neben seinen ungeheuerlichen und an Spitzfindigkeiten nicht zu übertreffenden Lektoratsfähigkeiten musste er seine nervliche Belastbarkeit mehrfach unter Beweis stellen.

Die Veterinärmedizinerin Dr. med. vet. Inge Unbehauen – sie ist meine Tante – hat sich speziesübergreifend als wahres Adlerauge bewährt und mir in Zeiten des (Ver-)Zweifelns viel Mut gemacht, wofür ich sehr dankbar bin.

Des Weiteren danke ich meinen „Dialyse-Weisen“: Schwester Eva, Wuppertal, Schwester Iris, Solingen, Schwester Uschi (P.), Solingen, Schwester Marzena, Bonn, Pfleger Peter L., Hilden, sowie Christian und Oliver von der Firma Baxter Deutschland GmbH.

Für die fachliche Beratung danke ich Dr. med. Kohnle vom Nephrologischen Zentrum Mettmann sowie Dr. med. Dicke vom Nierenzentrum Solingen.

Für die Möglichkeit, die Freiheit des Geistes zu entwickeln und für die jahrzehntelange Förderung meiner beruflichen Professionalisierung danke ich allen Ärzten des Nierenzentrums Solingen.

Nach fast 30 Jahren Nephrologie und Dialyse ist die Anzahl an Patienten, mit denen ich gearbeitet habe, inzwischen unzählbar geworden. Ihnen allen gilt mein größter und tief empfundener Dank für das Vertrauen in meine Person und meine beruflichen Fähigkeiten.

Paula danke ich auch. Naturgegeben fehlen ihr sowohl das Interesse am Thema als auch die Fähigkeit zum Lesen. Sie ist meine hochbetagte Katze und sicher froh, dass das Werk vollendet ist, damit ich ihr endlich wieder meine ungeteilte Aufmerksamkeit widme.

Inhaltsverzeichnis

I Medizinische Grundlagen

II Der pflegerische Fachbereich Dialyse

Serviceteil

Über die Autorin

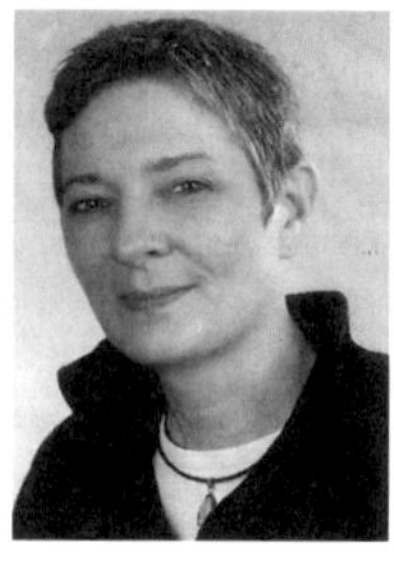

Ute Schnittert

- Geb. 24.01.1969 in Solingen
- Arzthelferin und Fachkrankenschwester für Nephrologie und Dialyse
- Praxisanleiterin für Krankenpflegeberufe
- 28 Jahre Berufserfahrung im Bereich Nephrologie und Dialyse
- Über 25 Jahre davon Ausbilderin in der Dialyse
- Nebenberufliche Tätigkeit als freie Referentin für Dialysethemen
- Als Dialyseschwester in der Universitätsklinik Düsseldorf beschäftigt

Medizinische Grundlagen

Anatomie und Physiologie der menschlichen Nieren

U. Schnittert, *Neu in der Dialyse,* Neu auf der Fachstation,
https://doi.org/10.1007/978-3-662-61015-2_1

Um eine Veränderung oder Funktionseinschränkung adäquat erkennen und beurteilen zu können, ist es erforderlich, die Bau- und Funktionsweise der gesunden Nieren genau zu kennen.

1.1 Anatomie

Die Nieren (Renes) sind als paariges Organ hinter dem Bauchfell (retroperitoneal) angelegt. Sie befinden sich beidseits der Wirbelsäule, etwa in Höhe des Übergangs von Brust- zu Lendenwirbelsäule. Die rechte Niere liegt meist etwas tiefer, was auf die natürliche räumliche Ausdehnung der Leber zurückzuführen ist. Nieren haben eine bohnenartige Form und sind von rötlich brauner Farbe. Die nach innen gebuchteten (konkaven) Seiten der Nieren sind in Richtung Wirbelsäule gewandt (medialer Rand), die nach außen weisenden Seiten (lateraler Rand) sind gewölbt (konvex). Die gerundeten oberen und unteren Kuppen werden Nierenpole genannt.

Jede Niere wiegt etwa 130–150 g. Die durchschnittlichen Abmessungen betragen: 4 cm × 7 cm × 11 cm (Dicke × Breite × Länge).

Zum Schutz des Organs ist jede Niere mit Bindegewebe ummantelt (Capsula fibrosa) und von einer Fettkapsel umgeben (Capsula adiposa). Diese Fettkapsel bettet auch die Nebennieren (Glandulae suprarenales) ein, die sich am oberen Pol jeder Niere befinden. Ein nicht ganz geschlossener sog. Fasziensack umhüllt beide Organe.

Das funktionale Gewebe einer Niere heißt Parenchym. Es wird unterteilt in die außen liegende Nierenrinde (Cortex renalis) und das im Innern befindliche Nierenmark (Medulla renalis). Anteile der Nierenrinde ziehen sich in die Markregion hinein, die sog. Nierensäulen. Das Nierenmark ist in fächerartiger Pyramidenform aufgebaut und verleiht jeder Querschnittsdarstellung das für Nieren typische Bild (s. ◘ Abb. 1.1).

Eine weitere anatomische Struktur der Niere ist die Nierenpforte, der sog. Nierenhilus. Er bezeichnet die Region der konkaven Wölbung der Niere. Hier entspringt der Harnleiter dem Nierenbecken. Außerdem treten an dieser Stelle die großen zu- und abführenden Blutgefäße ein bzw. aus, ebenso Lymphgefäße und Nerven.

Die arterielle Versorgung der Nieren wird über die jeweilige Nierenarterie (Arteria renalis) gewährleistet, die der Bauchaorta links und rechts entspringt. Sie teilt sich bei Eintritt in das Organ mehrere Male auf. Die größeren abführenden Venen gewinnen beim Abfluss aus dem Organ an Größe und sammeln sich schließlich – beiderseits – in der Nierenvene (Vena renalis).

Jede Niere ist mit über 1 Mio. Nephrone ausgestattet. Ein Nephron (s. ◘ Abb. 1.2) stellt die eigentliche funktionelle Einheit einer Niere dar. Aber erst durch ihr massenhaftes Vorhandensein kann das Organ seinen vielfältigen Aufgaben gerecht werden.

Jedes Nephron seinerseits ist wieder in zwei anatomische Strukturen unterteilt: das in der Nierenrinde zu lokalisierende Nierenkörperchen (Malpighi-Körperchen) und ein dazugehöriges, im Nierenmark befindliches

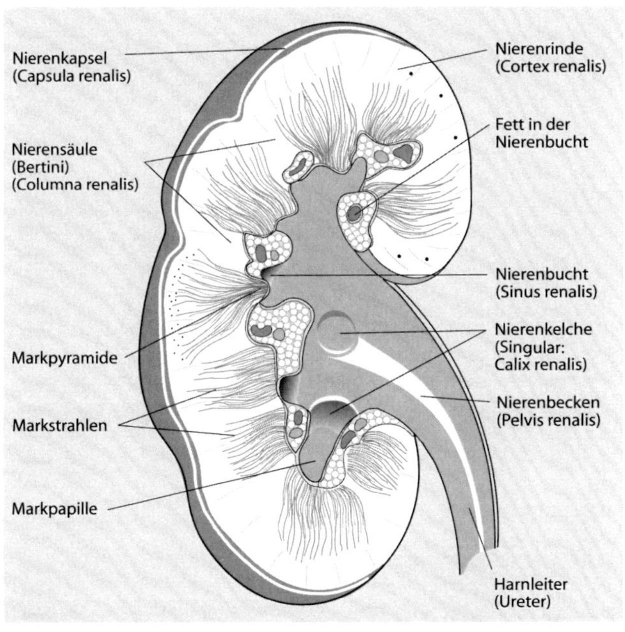

◘ **Abb. 1.1** Anatomische Strukturen der Niere. (Aus Nowak et al. 2009)

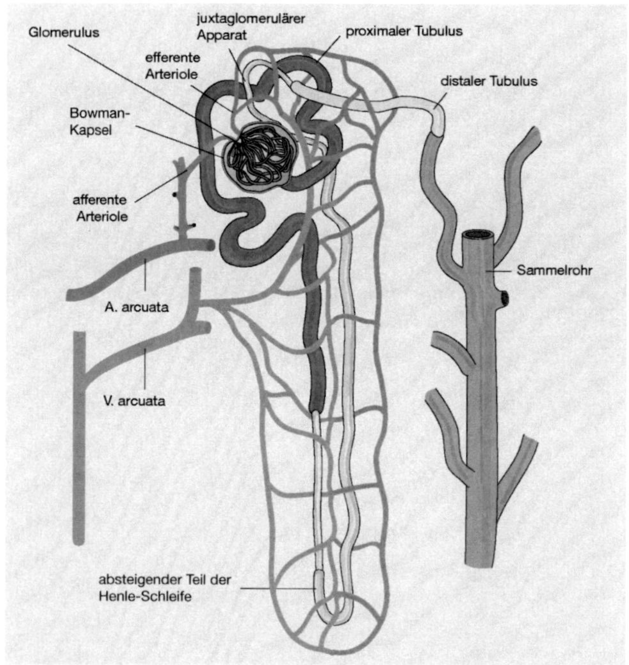

Abb. 1.2 Schematische Darstellung eines Nephrons vom Glomerulus bis zum Sammelrohr als funktionelle Einheit der Niere. (Aus Larsen 2004)

Nierenkanälchen (Tubulus). Dieses Nierenkanälchen verläuft nicht gerade, sondern U-förmig gewunden, wobei die Anfangs- und Endbereiche eine geschlungene Form aufweisen. Die verschiedenen Areale eines Nierenkanälchens werden sprachlich nach ihrer Position zum

Nierenkörperchen unterschieden. So gibt es einen proximalen (Anfangsbereich des Nierenkanälchens) und einen distalen (Endbereich des Nierenkanälchens) Abschnitt. Die U-förmige Schlaufe zwischen proximalem und distalem Tubulus wird nach ihrem Entdecker Henle-Schleife genannt. Alle Nierenkanälchen zusammen bilden das sog. Tubulussystem der Nieren.

Auch das Nierenkörperchen kann erneut weiter anatomisch differenziert werden: Es besteht aus einer Hülle, der Bowman-Kapsel, und einem darin befindlichen Gefäßknäuel, dem Glomerulus. Am Gefäßpol tritt ein sehr kleines arterielles Gefäß (Arteriole) in die Hülle ein, es heißt dort Vas afferens, windet sich knäuelartig vielfach und tritt schließlich am Gefäßpol wieder aus der Hülle aus, wo der Name des gleichen (immer noch arteriellen) Gefäßes nun Vas efferens lautet. Gefäßeingang und Gefäßausgang liegen dicht beieinander. In diesem Areal, dem Gefäßpol, sind hochspezialisierte Zellen lokalisiert, sog. extraglomeruläre Mesangiumzellen, die als Bestandteil des sog. juxtaglomerulären Apparates in ► Abschn. 1.2 erneut Erwähnung finden werden. Intraglomeruläre Mesangiumzellen befinden sich innerhalb des Glomerulus. Dort haben sie u. a. die Aufgabe, die Kapillargefäße zu stützen.

Während sich die Arteriole in vielen Schlingen in die Kapsel hineinwindet, verjüngt sich das ohnehin kleine Blutgefäß, verzweigt sich dann in ein ausgedehntes Kapillarnetz, um schließlich wieder an Umfang zu gewinnen, bevor es als Vas efferens die Bowman-Kapsel wieder verlässt (Merkhilfe: Vas **a**fferens – **A** wie **A**nfang; Vas **e**fferens – **E** wie **E**nde).

Das Nierenkörperchen, also das von der Bowman-Kapsel umschlossene Glomerulus, ist das Kernstück der primären Filtrationsleistung.

Die Bowman-Kapsel ist, vereinfacht dargestellt, eine Art dünnes Häutchen, das aus zwei einlagigen Zellschichten besteht. Zwischen diesen beiden Schichten befindet sich ein sehr schmaler Spalt. Der Teil des Häutchens, der die Oberfläche des Glomerulus bedeckt, besteht aus einer geschlitzten Basalmembran, in der die sog. Füßchenzellen (Podozyten) verankert sind. Die Fußfortsätze dieser Podozyten liegen so dicht beieinander, dass Moleküle ab einer definierten Größe nicht hindurchgelangen können. Alles aber, was durch die Podozytenbarriere gelangt, sammelt sich im Spalt der Bowman-Kapsel, der durch das zweite zarte Häutchen abgedichtet wird (s. ◘ Abb. 1.3).

Im Bereich dieses Gefäßknäuels, des Glomerulus, entsteht Urin. Es wird der sog. Primärharn aus dem Blut abfiltriert. Damit diese Filtration geordnet und selektiv stattfinden kann, ist die feine Basalmembran an den glomerulären Kapillaren mit angemessen großen „Fenstern" versehen. Tropfen für Tropfen gelangt so permanent ein eiweißfreies Ultrafiltrat in Millionen von Bowman-Kapseln; pro Tag summieren sich diese einzelnen Tropfen bei gesunden Nieren auf die ungeheuer große Flüssigkeitsmenge von ungefähr 180 l. Von der Bowman-Kapsel aus gelangt der Primärharn in das sich anschließende Nierenkanälchen (Tubulus). Der Übergang von Bowman-Kapsel zu proximalem Tubulus heißt Harnpol. Der Harnpol befindet sich auf der gegenüberliegenden Seite des Gefäßpols.

Im Tubulussystem wird der Primärharn weiterverarbeitet und mengenmäßig stark reduziert (Vorgang der

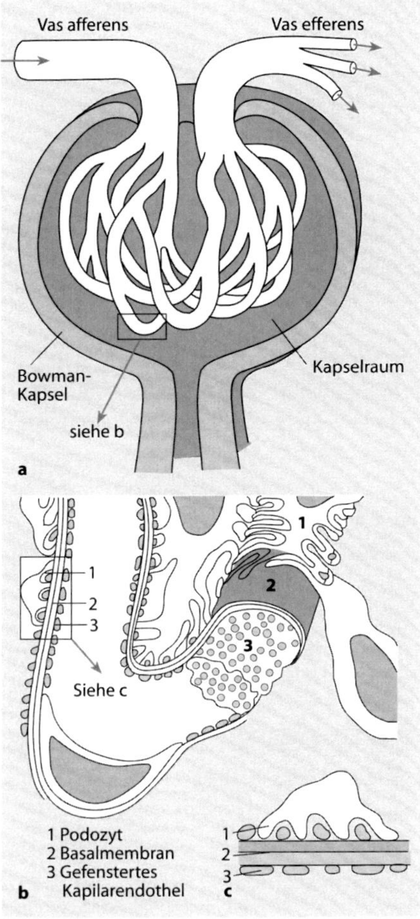

Abb. 1.3 Mikroskopischer Blick in das Glomerulus (**a**), mit Schnitt durch eine glomeruläre Kapillare (**b**) und dreischichtigem Aufbau der glomerulären Filtrationsmembran (**c**). (Aus Schmidt und Thews 1980)

Harnkonzentration). Das Tubulussystem besteht aus den drei erwähnten Abschnitten: proximaler Tubulus, Henle-Schleife, distaler Tubulus. Einige Tubuli sind länger als andere. Die einzelnen Abschnitte weisen unterschiedliche Zellstrukturen auf, die ihre Funktion charakterisieren.

Das Vas efferens bildet nach dem Heraustreten aus dem Glomerulus ein zweites Kapillarnetz, das sich dicht um die Nierenkanälchen legt. Die leicht gewundenen Anfangs- und Endbereiche der Tubuli (proximales und distales Konvolut, also „nahes und fernes Tubulusbündel") befinden sich in unmittelbarer Nähe zu den Bowman-Kapseln. Dieser gewundene Bereich ist noch in der Nierenrinde lokalisiert, die geraden Abschnitte der Tubuli sowie die Henle-Schleife dagegen im Nierenmark.

Als letzte anatomische Station vor dem Nierenbecken folgen die Sammelrohre, die den inzwischen stark konzentrierten Urin aus den Millionen von distalen Tubuli aufnehmen.

Etwa 10–20 Nierenpyramiden bilden das Nierenmark, das die geraden Anteile des Tubulussystems, Henle-Schleifen und Sammelrohre umfasst. Am Ende der Sammelrohre weisen deren Öffnungen, sog. Papillen, in einen kleinen Nierenkelch. Mehrere kleine Nierenkelche wiederum bilden einen größeren Nierenkelch, der in das Nierenbecken mündet. Ummantelt sind die Nierenkelche und das Nierenbecken von Fett- und Bindegewebe (Sinus renalis). Vom Nierenbecken aus fließt der Endharn über den Harnleiter in die Harnblase.

1.2 Physiologie

Das menschliche Leben ist sehr eng an die Befähigung des Organismus zur Homöostase gebunden, zu der Fähigkeit also, organismusintern ein Gleichgewicht hinsichtlich Wasserhaushalt und gelösten Stoffen herzustellen und aufrechtzuerhalten. Für diese sog. Osmoregulation sind die Nieren verantwortlich.

1.2.1 Aufgaben der Nieren

- Kontrolle der Salz- und Wasserausscheidung
- Elimination von Giftstoffen und Stoffwechselendprodukten
- Regulation des Säure-Basen-Haushaltes
- Beteiligung am Stoffwechsel
- Produktion hormonartiger Enzyme
- Blutdruckregulation
- Blutbildung
- Knochenstoffwechsel
- Klotho
- Gewebshormone (Prostaglandine)

Wie schafft dieses Organ das? Und wie schafft es das auch dann, wenn nur noch eine funktionstüchtige Niere vorhanden ist?

1.2.2 Durchblutung und Urinproduktion – Wasserausscheidung

Für eine reibungslose Funktion der Nieren ist einerseits eine große Blutmenge erforderlich, anderseits ein angemessener Blutdruck. Solange sich der systolische Blutdruck im Wertebereich von 80–180 mmHg bewegt, ist eine Niere in der Lage, über Autoregulation den Blutdruck im Innern der Bowman-Kapseln konstant im Optimum von ungefähr 45 mmHg zu halten. Diese autoregulative Leistung ist bei einem Blutdruckabfall auf unter 80 mmHg nicht mehr zuverlässig möglich. Einem Blutdruckanstieg auf über 180 mmHg kann der organeigene Regulationsmechanismus dauerhaft nicht gut standhalten. Beide Fälle haben eine vorübergehende (reversible) oder dauerhafte (chronische) Verschlechterung der Filtrationsfähigkeiten der Niere zur Folge. Dies bleibt nicht ohne negative Folgen für die Bewältigung aller weiteren Aufgaben der Niere, was im schlimmsten Falle bis hin zum völligen Organversagen führen kann.

Pro Tag durchfließen durchschnittlich etwa 1800 l Blut die Nieren, abhängig von Körpergröße, Körpergewicht und der daraus resultierenden individuellen Blutmenge. Auf die Minute heruntergerechnet entspricht das einer Menge von ca. 1,25 l.

Im Kapillarnetz der Bowman-Kapseln werden von dieser Blutmenge etwa 10 % eiweißfreie Flüssigkeit abfiltriert. Dies bedeutet, dass Flüssigkeit (in Gesellschaft von gelösten Substanzen) an den gefensterten glomerulären Kapillaren das jeweilige Blutgefäß verlässt, die Schlitzmembran passiert und schließlich das dichte Podozytennetz überwindet, um in den Spalt der Bowman-Kapseln überzutreten. Dieses Filtrat ist der Primärharn, ca. 180 l pro Tag (10 % von 1800 l Blut).

Von dieser ungeheuren Menge Primärharn indes gelangt nach Passage des Tubulussystems nur etwa 1 % als Endharn in die Harnblase. Diese ca. 1,8 l Urin werden pro Tag ausgeschieden.

Hierbei hält der Körper eine Art hormonell gesteuerter Nachtruhe ein, weshalb Gesunde nachts normalerweise nicht die Toilette aufsuchen müssen.

Filtration und Resorption

Zum besseren Verständnis der Filtrationsvorgänge in der Niere ist es günstig, eine Vorstellung von den recht engen allgemeinen Verteilungsgesetzen im Flüssigkeits- und Elektrolythaushalt zu gewinnen. Elektrolyte sind niedermolekulare Mineralstoffe mit osmotischer Wirksamkeit und elektrischer Leitfähigkeit, beispielsweise Natrium, Kalium, Calcium, Chlorid und Phosphat. Sie sind in ihrer perfekten Verteilung für unzählige Zellfunktionen von zentraler Bedeutung.

Der menschliche Körper besteht zu etwa 60 % aus Wasser. Hier gibt es natürlich alters- und geschlechterspezifische Unterschiede, sodass diese 60 % als vereinfachte Rechengröße zu betrachten sind.

In der sog. Fässchentheorie, formuliert von Willi Servos in „Dialyse für Einsteiger", ist die Flüssigkeitsverteilung im Körper des Menschen anschaulich dargestellt (Breuch und Servos 2010). Servos beschreibt, wie sich die genannten 60 % Körperwasser auf 3 Räume („Fässchen") verteilen: 64 % befinden sich innerhalb der Zellen (Intrazellularraum), 28 % im Zwischenzellraum (Interstitium) und 8 % im Blutgefäßsystem (Intravasalraum).

Durch die Aufnahme von Speisen und Getränken wird der Intravasalraum mit Flüssigkeit beliefert. Da diese individuelle Zufuhr sehr unterschiedlich ausfällt, schwankt gleichsam auch die Menge an Flüssigkeit, die über den Magen-Darm-Trakt aufgenommen wird und somit in die Blutbahn gelangt. Um dennoch die prozentuale Flüssigkeitsverteilung aufrechtzuerhalten, wird je nach Situation vermehrt oder vermindert Flüssigkeit ausgeschieden. Hierzu müssen in den Nieren bedarfsentsprechend die Filtrations- und Resorptionsvorgänge gesteigert oder gedrosselt werden.

Im Durchschnitt entstehen bei einem gemittelten intraglomerulären Filtrationsdruck von ungefähr 45 mmHg insgesamt pro Tag die bereits erwähnten etwa 180 l Primärharn, minütlich somit durchschnittlich 125 ml. Diese Nierenleistung wird glomeruläre Filtrationsrate genannt, abgekürzt GFR. Wie sich noch zeigen wird, ist die Aussagekraft der GFR nicht nur auf die reine Wasserausscheidung begrenzt. Deshalb ist sie ein sehr wichtiges Kriterium zur Beurteilung der Nierenfunktion.

Ein hochsensibles System aus verschiedenen Zellen steuert die Regulation der GFR: der juxtaglomeruläre Apparat.

Lokalisiert in direkter Nähe des Glomerulus werden von hier aus Signale über die Blutdrucksituation am Vas afferens registriert. Des Weiteren wird die Urinzusammensetzung, genauer der Salzgehalt (NaCl), am distalen Tubulus gemessen. Je nach Messergebnis werden in Sekundenschnelle lokale und zentrale Reaktionen vermittelt, die die Filtrationsleistung sofort beeinflussen: Durch die Ausschüttung des Enzyms Renin wird das Renin-Angiotensin-Aldosteron-System in Gang gesetzt (siehe ▶ Abschn. 1.2.7). Durch Eng- oder Weitstellung des Vas efferens wird der glomeruläre Filtrationsdruck reguliert, was unmittelbar die GFR steuert. Eine veränderte GFR wiederum bedeutet auch eine veränderte Filtrationsleistung. Beim Gesunden sind die Schwankungen der GFR äußerst gering. Für eine situationsangepasste Steuerung der GFR müssen das Kapillarnetz und die Bowman-Kapsel voll funktionsfähig sein.

Untrennbar mit der glomerulären Filtrationsleistung im Bereich der Podozytenmembran ist der Begriff des Siebkoeffizienten („Trennfaktor“) verbunden. „Sieb“ allein erklärt fast schon, was der Begriff bedeutet: Wird das Blut im Glomerulus zu 100 % von einer Substanz befreit, ist diese frei filtrierbar. Ein Siebkoeffizient von 1,0 bedeutet, dass die glomeruläre Filtration einer Substanz zu 100 % erfolgt. Hat eine Substanz einen Siebkoeffizienten von 0,5, liegt die glomeruläre Filtration lediglich bei 50 %.

Der Begriff bezieht sich also auf die zu filtrierenden Substanzen.

Kreatinin beispielsweise hat einen Siebkoeffizienten von 1,0. Bei einer normalen GFR von 125 ml/min werden somit 1250 ml Blut pro Minute durch glomeruläre Filtration von Kreatinin befreit, weil die an den Bowman-Kapseln aus dem Blut abfiltrierte Flüssigkeit (10 % von 1250 ml) das gesamte im Blut befindliche Kreatinin enthält.

Wie gut oder schlecht aber nun die Filtrationsfähigkeiten an den Glomeruli (oder einer anderen Membran) sind, wird mit dem Begriff der Clearance ausgedrückt. Hat also ein Molekül einen Siebkoeffizienten von 1,0, wie Kreatinin, so ist es theoretisch frei filtrierbar. Wird diese Substanz im Körper dennoch vermindert ausgeschieden, liegt eine Einschränkung der Clearance vor. Das Blut wird dann nicht ausreichend von Kreatinin befreit. Ist die Kreatinin-Clearance um 20 % gemindert, werden also nur noch 1000 statt 1250 ml Blut pro Minute in der Niere von Kreatinin befreit, entsprechend einer GFR von 100 ml/min.

In jeder einzelnen Bowman-Kapsel wird nach diesem Siebprinzip filtriert. Blutbestandteile ab einer gewissen Größe können die Membranporen jedoch nicht passieren. Dazu zählen nicht nur die Blutkörperchen, sondern auch Eiweiße (eiweißfreies Filtrat). Moleküle von geringerer Größe als 1,8 nm (1 Nanometer = 1 Milliardstel Meter) bzw. einer Molekularmasse von unter 15.000 Dalton (Da) gelangen nach Passage der Podozytenbarriere in den Primärharn. Ab einem Radius von 4,4 nm bzw. einer Molekularmasse von 80.000 Da ist ein Übertritt vom Blut in den Primärharn mechanisch unmöglich.

Beispiel

Um sich die glomeruläre Filtration bildhaft vorstellen zu können, hilft die Erinnerung an die gute alte Zeit, in der Kaffee noch von Hand aufgebrüht wurde. Mit dafür benötigten Kaffeefiltertüten – in den meisten Haushalten Größe 4 – wurde ein annähernd trichterartiger Porzellanfilter bestückt, der an seiner Unterseite mit einem Loch von kleinem Durchmesser, vielleicht linsengroß, versehen war. Sobald das kochende Wasser nun in den mit gemahlenem Bohnenkaffee befüllten Filter gegossen

wurde, verwirbelten Wasser und Kaffee (→ Blut). Doch das, was in die Kaffeekanne tropfte, war ein pulverfreies Kaffeefiltrat (→ Primärharn). Kein Krümelchen Kaffee landete im vielleicht beliebtesten aromatischen Heißgetränk.
Siebkoeffizient von Kaffeepulver = 0,0
Siebkoeffizient von Wasser = 1,0
(Farbe und Aroma von Kaffee entstehen auf konvektive Weise: Winzige Aromamoleküle sowie färbende Substanzen werden mit dem Wasserstrom durch den Filter geschwemmt.)

Eine Frage, die sich an dieser Stelle ergeben könnte, lautet: Warum treten „nur" 10 % Flüssigkeit aus der Blutbahn als Primärharn durch die Räume zwischen den Podozyten?

In Erinnerung an den oben erwähnten Kaffeefilter ist es nachvollziehbar, dass dort, wo etwas abfiltriert wird, „ein Brei" auf der anderen Seite des Filters übrigbleibt. Es ist sicher nicht verwegen, dies als äußerst unerwünscht zu empfinden, wenn es um die Filtration in den Nieren geht. Wenn das Blut am Vas efferens ankommt, muss also noch genug Flüssigkeit im Gefäß übrigbleiben, um die Fließfähigkeit (Fluidität) nicht zu beeinträchtigen. Das Entstehen einer zu hohen Zähflüssigkeit (Viskosität) wird durch die wasserbindenden Eigenschaften der festen Blutbestandteile verhindert, allen voran Eiweiße. Diese wasserbindende Eigenschaft verursacht den sog. kolloidosmotischen Druck, der sich als Gegenspieler zum vorherrschenden intraglomerulären Druck verhält. Das bedeutet, dass zwar durch die intraglomeruläre Blutdruckregulierung ein durchschnittlicher Filtrationsdruck von etwa 40–45 mmHg vorliegt, die Eiweiße aber mit einem ungefähren (Gegen-)

Druck von 25 mmHg das Wasser „festhalten". Dies führt zu einer Begrenzung der „Wasserwanderung".

Ein weiterer Hintergrund ist die elektrische Oberflächenladung an den Gefäßfenstern in der glomerulären Kapillare und an den Podozyten. Diese Ladung macht es dem einen Molekül leichter, in den Primärharn zu gelangen, dem anderen hingegen schwerer. An den Kapillarfenstern im Glomerulus kommt es somit zu einer lebhaften elektrischen Aktivität, bevor ein Molekül die Fensterung passiert. Und da Moleküle selten allein „gehen oder bleiben", sondern in Gesellschaft von Wasser, beeinflusst der Molekültransfer oder -nichttransfer auch das „Gehen oder Bleiben" von Wasser. Moleküle, die im Blut verbleiben, halten auch Wasser bei sich, was dem glomerulären Filtrationsdruck entgegenwirkt. Auf diese Weise wird der intraglomeruläre Filtrationsdruck um weitere ungefähr 10 mmHg abgesenkt.

Erst jetzt, nach der Primärharngewinnung, beginnt der Vorgang des „Zurückholens" von Flüssigkeit, die sog. Wiederaufnahme oder Rückresorption.

Im Innern des Tubulussystems fließt der Primärharn tropfenweise durch die mikroskopisch kleinen Hohlröhren in Richtung der etwas größeren Sammelrohre. Antreibende Kräfte sind dabei einerseits die weiter nachfließenden Primärharntropfen, anderseits sorgen unterschiedliche elektrische Ladungen der im Primärharn gelösten Substanzen für eine lebendige Fluktuation von Wasser und Molekülen. Dieser Fluktuation liegen auch diffusive, osmotische, und konvektive Mechanismen sowie zahlreiche aktive zelluläre Pumpensysteme zugrunde. Zusätzlich reguliert ein Hormon die reine

Wasserrückresorption: das von der Hypophyse ausgeschüttete antidiuretische Hormon, abgekürzt ADH.

Diffusion (s. ◘ Abb. 1.4): *Molekularbewegung durch eine semipermeable Membran vom Ort der höheren Konzentration zum Ort der niedrigeren Konzentration zum Zwecke des Konzentrationsausgleiches.*

Osmose (s. ◘ Abb. 1.5): *Wasserstrom durch eine semipermeable Membran, vom Ort der niedrigeren Molekülkonzentration zum Ort der höheren Molekülkonzentration zum Zwecke des Konzentrationsausgleiches, wobei die Membran für die Moleküle nicht passierbar ist.*

Konvektion (s. ◘ Abb. 1.6): *Transport von Molekülen durch Strömungskräfte; das „Mitreißen" von Molekülen bei starker Bewegung des Mediums, in dem sie sich befinden, beispielsweise bei Filtration mit Druckgefälle.*

Wasser kann sich fast überall frei durch die Tubuluswand bewegen, weil die Innenwand bestimmter Bereiche der Tubuli Wandporen entsprechender Größe

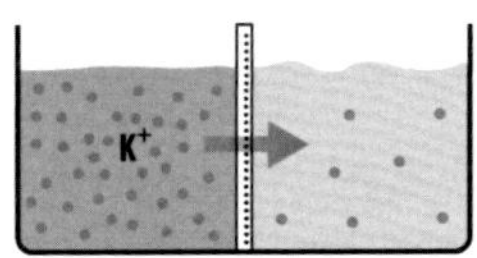

◘ **Abb. 1.4** Diffusion. (Aus Hautmann und Huland 1997)

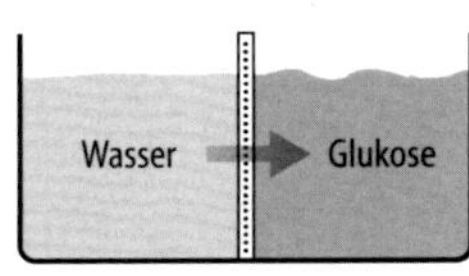

◘ **Abb. 1.5** Osmose. (Aus Hautmann und Huland 1997)

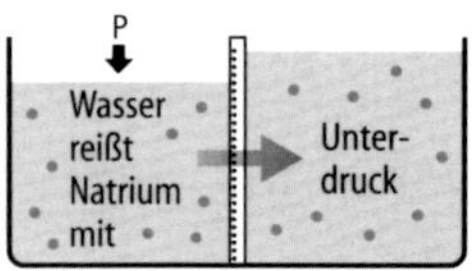

Abb. 1.6 Konvektion. (Aus Hautmann und Huland 1997)

aufweist. Diesen Vorgang kann man sich fast schwammartig vorstellen: Sobald Flüssigkeit in einen Tubulusabschnitt gelangt, tritt Wasser durch die Tubuluswand hindurch, gleich so, als würde man Wasser auf einen Küchenschwamm gießen. Ohne Behinderung wird das Wasser den Schwamm durchtränken und, nachdem dieser vollgesaugt ist, an allen Seiten heraustropfen.

Das Tubulussystem einer Niere ist, wie bereits erwähnt, von einem weiteren Kapillarnetz umgeben (s. Abb. 1.2). Durch den Übertritt von Flüssigkeit aus den Tubuli zurück in dieses Kapillarnetz wird insgesamt die Menge an Wasser, die nicht ausgeschieden werden soll, zurück ins Blutgefäßsystem geleitet. Dies erklärt, warum die GFR beim Gesunden relativ konstant bleibt:

Die tatsächliche Volumenregulation erfolgt im Tubulussystem.

Führt man sich jetzt erneut die eingangs erwähnten Schwankungen bei der Nahrungs- und Getränkeaufnahme sowie die Fässchentheorie nach Servos vor Augen, ist das Rätsel gelöst, wie der Körper es schafft, das „Fässchen“ Intravasalraum relativ konstant bei 8 % zu halten.

Wird nämlich viel Flüssigkeit über den Gastrointestinaltrakt aufgenommen, vermehrt sich kurzzeitig die Blutmenge und ein Verdünnungsprozess wird in den

Nieren registriert. Daraufhin wird im Tubulussystem vermehrt Wasser zurückgehalten, um es der Ausscheidung über die ableitenden Harnwege zuzuführen; die Urinmenge erhöht sich. Umgekehrt wird in Zeiten von Durst über dieselben Rezeptoren auch diese Situation erkannt und die Rückresorption von Wasser ins Blutgefäßsystem gesteigert. Dadurch nimmt die tatsächliche Urinmenge ab.

1.2.3 Salzhaushalt

Doch Urin ist nicht nur Wasser, mag er auch noch so hell erscheinen, wenn zuvor viel getrunken wurde. Frischer, gesunder Urin ist überwiegend geruchsneutral, aber nicht geschmacksneutral, wie schon aus der Antike bekannt ist; er ist salzig.

Erneut kann die Fässchentheorie nach Servos zur Erhellung beitragen. Als osmotisch wirksame Substanz ist Salz nicht nur in einem genau geregelten Verhältnis in allen 3 „Fässchen" vertreten, sondern es trägt selbst maßgeblich dazu bei, diese Verhältnismäßigkeit aufrechtzuerhalten (Homöostase). Und als Medium bedienen sich Salze des Wassers.

Wurde beispielsweise reichlich salzige Nahrung verzehrt, besteht kurzzeitig ein Überangebot von Salz in der Blutbahn und die prozentuale Salzverteilung ist gestört. Damit nun nicht ungewollt zu viel Flüssigkeit aus dem Zwischenzellraum ins Blut übertritt, wo der Salzverdünnungsprozess erforderlich ist, muss der Körper sofort reagieren. Deshalb wird von der Hypophyse das antidiuretische Hormon (ADH) ausgeschüttet, was die

Wasserausscheidung senkt. Im Tubulussystem, und hier besonders in den Sammelrohren, wird durch ADH die isolierte Wasserrückresorption gesteigert, was eine verringerte Menge an Endharn zur Folge hat. Dies allein aber reicht nicht. Das Blut muss weiter verdünnt werden. Deshalb wird gleichzeitig das Bedürfnis „Durst" ausgelöst.

Anhand dieses Beispiels wird deutlich, dass ein Überangebot von Salz sofort Regulationsprozesse in Gang setzt. Bei Salz, Natriumchlorid, handelt es sich um eine osmotisch wirksame Substanz. Als Elektrolyt hat Natrium eine elektrische Ladung und wird deshalb auch Natriumion genannt. Da die Ladung positiv ist, handelt es sich um ein Kation.

„Salz zieht Wasser an", weiß der Volksmund. In „Einführung in die Nephrologie und Nierenersatzverfahren" (Klingele, Matthias und Brodmann, Doreen, Springer Verlag Deutschland, 1. Auflage, Heidelberg, 2017, S. 9) ist zu lesen, dass 6 g Salz (z. B. eine Tüte Chips) ungefähr 800 ml Wasser binden.

Wo also bleibt dieses Wasser, und was geschieht mit dem Salz?

Unter ► Abschn. 1.2.2 wurde die Primärharngewinnung ausführlich dargestellt. Und zwar zunächst als isolierter Prozess, der so im Organismus nicht stattfindet. Mit dem im Glomerulus durch Druck abfiltrierten Wasser zusammen treten viele Substanzen durch die Podozytenmembran in den Spalt der Bowman-Kapsel über. Die Substanzen, deren Größe geeignet ist, verlassen – zum Teil nur kurzzeitig – das Blut und gelangen dadurch ins Tubulussystem eines Nephrons. Natrium ist mit einer Größe von etwa 0,2 nm eines der kleineren Moleküle und kann ungehindert das Glomerulus verlassen (Siebkoeffizient: 1,0). Doch der

Mensch ist ein „Salzsparer", was bedeutet, dass der Organismus dafür sorgt, dass das abfiltrierte Salz zu über 99 % umgehend wieder zurückresorbiert wird, um einen Salzverlust zu verhindern. Und mehr noch: Natrium zieht zusätzlich Wasser mit sich.

Im Tubulussystem werden 99 % des abfiltrierten Wassers über das zweite Kapillarnetz ins Blutgefäßsystem zurück transportiert. Triebfeder dieser großen konvektiven Wasserwanderung sind die Kräfte der Natriumionen.

Detailliert betrachtet, verlaufen die Tubuli und das zweite Kapillarnetz so dicht beieinander, dass beide Flüssigkeitsräume nur durch hauchdünne „Wände" voneinander getrennt sind, die als halbdurchlässige (semipermeable) Membranen fungieren. Das Blut im zweiten Kapillarnetz, gespeist aus dem Vas efferens, weist eine relative Salzarmut auf, denn im Glomerulus wurde Natrium in größeren Mengen zuvor abfiltriert. Natriumreicher Primärharn strömt also an natriumarmem Blut vorbei. Dadurch kommt es zu einem diffusiven Konzentrationsausgleich, der den Salzverlust verhindert.

Der Vollständigkeit halber sei erneut erwähnt, dass die verschiedenen Tubulusabschnitte unterschiedliche Arbeitsschwerpunkte aufweisen, d. h., an bestimmten Stellen wird sehr viel Natrium – und durch Konvektion somit auch Wasser – rückresorbiert, an anderen Stellen hingegen ist die Natriumverschiebung ins Blut rückläufig. Zusätzlich gibt es Areale, in denen mittels „Zellpumpen" Elektrolyte, also auch Natrium, aktiv transportiert werden: Natriumpumpen bzw. Natrium-Kalium-Pumpen. Bei diesen Carrier-Systemen werden Ionen gegeneinander ausgetauscht.

Das im Chipstütenbeispiel aufgenommene Natrium wird im Glomerulus frei filtriert, wodurch entsprechend mehr Salz in den Primärharn gelangt. Nach Ausschüttung von ADH wird in den Sammelrohren die isolierte Resorption von Wasser gesteigert. Somit wird das Blut leicht verdünnt, die Urinmenge sinkt. Der Salzgehalt des Urins ist leicht erhöht.

Der menschliche Organismus ist hinsichtlich der Blutmenge recht empfindlich. Wie die Fässchentheorie von Servos zeigt, bemüht sich der Körper um eine konstante Verteilung von Flüssigkeit und in ihr gelösten Substanzen. Je nach Menge der überschüssigen Flüssigkeit wird sie übergangsweise in den Zwischenzellraum verschoben. Es kann daher zu einer Ödembildung kommen.

Solange der Salzgehalt im Blut also erhöht ist, befindet sich auch zeitweise eine größere Menge Wasser im Blut, um die Homöostase aufrechtzuerhalten. Da Salz prinzipiell wieder zurückresorbiert wird, dauert der Balanceakt, überschüssiges Salz (und somit auch das daran gebundene Wasser) auszuscheiden, einige Zeit. Bis der Status „vor Chipstüte" erreicht ist, können mehrere Tage vergehen (sofern nicht der nächsten Chipstütenversuchung nachgegeben wird).

Die bisher dargelegten Vorgänge veranschaulichen, warum die Regulation von Wasser- und Salzhaushalt stets in einem Atemzug genannt wird. Noch genauer müsste es heißen: Regulation von Wasser- und Elektrolythaushalt, denn auch Kalium, Calcium und andere Moleküle werden zunächst filtriert und anschließend rückresorbiert. Das Zusammenspiel der verschiedenen Prozesse ermöglicht die lebensnotwendige Osmoregulation des Organismus und somit die Fähigkeit zur Homöostase.

1.2.4 Elimination von Substanzen

Der Körper des Menschen verfügt über zahlreiche Funktionen, um das Leben aufrechtzuerhalten. Als weiteres Entgiftungsorgan steht ihm dazu neben Lungen und Nieren, die ausscheidend, also exkretorisch, arbeiten, noch die Leber als große Entgiftungszentrale zur Verfügung.

Über Nahrung und Getränke (und zahlreiche andere Wege) gelangen täglich ungünstige, wenn nicht sogar schädliche Substanzen in den Organismus. Diese Gifte gilt es, wieder loszuwerden. Um „Gutes" zu behalten und „Schlechtes" auszuscheiden, bedarf es der Selektionsfähigkeit.

„Gutes" wird entweder gespeichert oder zum Einsatzort transportiert. Zellen beispielsweise benötigen permanent Energie, also Zucker (Glukose), um ihren Aufgaben nachkommen zu können. Also wird beim Verzehr von beispielsweise Schokolade diese gleich nach der Aufnahme aufgespalten. Der „Schokoladenzucker" schwimmt im Blut und wird zum zellulären Ziel transportiert. Wenn nun die ganze Tafel Schokolade auf einmal verzehrt wurde, ist das aber möglicherweise doch zu viel des Guten. Also wird dieser „Schokoladenzucker"-Überschuss nach diffizilen Umbauarbeiten gespeichert, um im Bedarfsfalle als Depot zur Verfügung zu stehen. (Dies ist übrigens auch die Entstehungsgeschichte von Fettpölsterchen.)

„Schlechtes" will der Körper loswerden. Doch wie? Zum einen löst der Körper dieses Problem, indem er „Schlechtes" nach einer Art Grobeinschätzung vom Gastrointestinaltrakt gar nicht erst aufnimmt, sondern den „Unrat“ mit dem Stuhl wieder ausscheidet. Zum anderen entgiftet die Leber überwiegend den Rest der tatsächlich in den Blutkreislauf gelangten ungünstigen Substanzen durch Transformationsprozesse und teilweiser Entsorgung (Exkretion von Gallensaft).

Und dann sind da noch die Nieren.

Giftstoffe oder Fremdsubstanzen, die sich nach der Leberpassage und den dort erfolgten Transformationsprozessen im Blut befinden, werden fast ausnahmslos im Glomerulus herausfiltriert. Ob gar nicht, teilweise oder vollständig, hängt von der Größe der Substanz ab, ggf. auch von ihrer Bindung an Eiweiße. Zu eliminierende Substanzen, die im Glomerulus nicht oder nicht vollständig abfiltriert wurden, befinden sich dementsprechend noch im zweiten Kapillarnetz des tubulären Systems. Durch spezielle Carrier-Systeme können Giftstoffe hier über aktive Prozesse aus der Blutbahn ins Tubulusinnere (Tubuluslumen) transportiert werden. So gelangen sie in den Endharn und werden ausgeschieden.

Neben von außen zugeführten Giftstoffen müssen zudem körpereigene Abfallstoffe entsorgt werden, beispielsweise Endprodukte des Stoffwechsels wie Harnstoff oder Kreatinin.

Harnstoff ist ein Endprodukt des Eiweißstoffwechsels und wird komplett glomerulär filtriert, hat also einen Siebkoeffizienten von 1,0. Über ein Konzentrationsgefälle zwischen Primärharn im Tubulussystem und Blut im zweitem Kapillarnetz wird etwa die Hälfte dieses Harnstoffs diffusiv ins Blut zurückgegeben. Eine hundertprozentige Elimination hätte ungünstige Folgen für den Organismus, da auch Harnstoff eine osmotisch wirksame Substanz ist. Harnstoff ist dementsprechend im Serum zu finden. Der Wert liegt unter normalen Umständen bei unter 50 mg/dl. Einem starken Anstieg des Harnstoffs im Serum liegt eine verminderte Harnstoffausscheidung zugrunde. Die Höhe dieses Anstiegs bestimmt nicht selten den Beginn einer Nierenersatzbehandlung.

Kreatinin ist ein Abfallstoff, der abhängig von der Muskelaktivität anfällt. Auch Kreatinin wird komplett glomerulär filtriert, jedoch nicht resorbiert. Weil Kreatinin ständig anfällt, ist auch ein gewisser Serumspiegel vorhanden; er liegt normalerweise unter 1,0 mg/dl.

Da Kreatinin nicht rückresorbiert wird, ist ein Kreatininanstieg im Serum als Zeichen einer verschlechterten glomerulären Clearanceleistung einzuschätzen.

Die Selektionsfähigkeit des Körpers sorgt auch mithilfe der Nieren dafür, dass wertvolle Substanzen behalten werden, beispielsweise Zucker. Dieser wird zwar zu 100 % glomerulär abfiltriert, aber beim Gesunden ebenso wieder zu 100 % resorbiert. Auch hier spielen neben den diffusiven Transportvorgängen Pumpensysteme eine Rolle.

Das Tubulussystem hat nur begrenzte Kapazitäten für die Rückresorption. Dies sind die sog. Schwellenwerte. Fällt mehr Substanz an, als resorbierbar ist, landet diese Substanz im Urin.

Süß schmeckender Urin war den antiken Ärzten ein Zeichen für die Erkrankung, die wir heute als Diabetes mellitus kennen. Die Nierenschwelle für Zucker liegt bei durchschnittlich 180 mg/dl im Serum. Bei höheren Blutzuckerwerten ist die Resorptionskapazität im Tubulussystem erschöpft; der Zucker wird mit dem Urin ausgeschieden (Glukosurie).

Ähnlich verhält es sich mit dem Eiweiß Albumin. Dies ist nicht ganz so groß wie andere Eiweiße. Gelegentlich kommt es vor, dass Albumin die Podozytenbarriere überwindet. Im Tubulussystem werden diese verirrten Eiweiße aufgegriffen und ins Blut zurücktransportiert. Erst wenn zu viel Albumin im Primärharn landet, ist die Nierenschwelle erreicht, also die Resorptionskapazität erschöpft. Albumin wird dann mit dem Urin ausgeschieden (Proteinurie).

1.2.5 Regulation des Säure-Basen-Haushaltes

Der Körper benötigt bestimmte Grundbedingungen, um optimal funktionieren zu können. Dazu zählt auch der ausgeglichene Säure-Basen-Haushalt. Der pH-Wert des Blutes sollte sich in einem Bereich von 7,35–7,45 bewegen. Dieser Normwert wird auch als neutral bezeichnet. Ein zu tiefer Wert (<7,35) bedeutet, dass der Körper übersäuert ist (Azidose); ein zu hoher Wert (>7,45) bedeutet, dass ein basischer Zustand vorliegt (Alkalose).

Doch was bedeutet der pH-Wert eigentlich? Mit dem pH-Wert wird veranschaulicht, wie die Gesamtbilanz von Substanzen, die Wasserstoff (H^+) abgeben, und Substanzen, die Wasserstoff aufnehmen, aussieht. Wasserstoffabgeber sind Säuren, Wasserstoffaufnehmer sind Basen. Beide sind in unterschiedlicher Gewichtung in allen Speisen und Getränken, die wir zu uns nehmen, vertreten. Des Weiteren fallen sie durch den körpereigenen Stoffwechsel an.

Entscheidend für den Säurecharakter einer Substanz ist die Menge der abgegebenen Wasserstoffionen. Basen sind Gegenspieler der Säuren und nehmen Wasserstoffionen auf, sie neutralisieren die Säure.

Säuren „unschädlich" zu machen, nennt man Pufferung. Dafür verwendet der Körper Bicarbonat (HCO_3). Dieses kann ein Wasserstoffion (H^+) aufnehmen und zerfällt dabei in Wasser (H_2O) und Kohlenstoffdioxid (CO_2):

$HCO_3 + H^+ \rightarrow H_2O + CO_2$.

Wasser (H_2O) wird bekanntermaßen über die Nieren ausgeschieden. Das Kohlenstoffdioxid (CO_2) wird über die Lungen abgeatmet. Dies verdeutlicht auch, warum die Lungen als Ausscheidungsorgan bezeichnet werden.

Doch dieses pulmonale Puffersystem allein reicht nicht aus.

Die Nieren sind in der Lage, eine gewisse Menge an Säuren auszuscheiden, was den niedrigen pH-Wert des Urins erklärt, der normal bei ungefähr 5–6,5 liegt. Darüber hinaus können sie Bicarbonat selbst produzieren. Bicarbonat ist eine glomerulär frei filtrierbare Substanz, die jedoch im Tubulussystem rückresorbiert wird.

Beide Ausscheidungsorgane zusammen – Nieren und Lungen – sorgen für einen ausgeglichenen Säure-Basen-Haushalt.

1.2.6 Beteiligung am Stoffwechsel

Hierbei spielen die Nieren (beim Gesunden) eine eher untergeordnete Rolle, die als sog. Servicefunktionen bezeichnet werden. Dazu zählt, dass sie in der Lage sind, aus Aminosäuren Zucker zu bilden (Glukoneogenese). Auch der Abbau von Insulin findet in nicht unerheblichem Umfang in den Nieren statt. Eine weitere Servicefunktion ist der Proteinabbau.

1.2.7 Produktion hormonartiger Enzyme – endokrine Funktionen

Obwohl die Nieren nicht zu den Drüsen zählen, sind sie in der Lage, bestimmte Botenstoffe selbst herzustellen und ins Blut abzugeben. Damit darf die Hormonproduktion den Aufgaben der Nieren zugeordnet werden, obwohl die Hormondefinition ursprünglich eine andere war. „Hormonartiges Enzym" stellt also sprachlich einen Kompromiss dar.

Renin – Blutdruckregulation

Der Organismus geht bei jedem Blutdruckabfall davon aus, dass ein Volumenmangel dafür verantwortlich ist. Deshalb wird auf vielen verschiedenen Wegen Volumen umverteilt.

In den Nieren befinden sich gleich millionenfach Rezeptoren, die die Blutdrucksituation analysieren. Genauer: Kurz bevor eine afferente Arteriole in die Bowman-Kapsel eintritt, sind diese Rezeptoren in der Gefäßwand zu finden. Und das bei jedem einzelnen Nephron. Dieses winzige Gefäßareal ist Teil des bereits erwähnten juxtaglomerulären Apparates, der am Gefäßpol des Glomerulus lokalisiert ist. Der juxtaglomeruläre Apparat umfasst:

- Teile der in die Bowman-Kapsel eintretenden Arteriole (Vas afferens), die über die Zellen verfügt, die in der Lage sind, Renin auszuschütten.
- Bestimmte Zellen, die Macula-Densa-Zellen heißen und sich im obersten Bereich des distalen Tubulus befinden. Hier wird der Natriumchloridgehalt des Primärharns gemessen, kurz bevor er in die Sammelrohre fließt.
- Noch einen weiteren Zelltypus, der im Bereich des Gefäßpols in größerer Menge angesiedelt ist: die Mesangiumzellen, auch Polkissen genannt, weil sie die afferente und die efferente Arteriole einer Bowman-Kapsel einbetten. Mesangiumzellen sind kontraktil. Ihre Bewegung wird u. a. über Transmittersubstanzen gesteuert und beeinflusst unmittelbar den Gefäßwiderstand der entsprechenden Arteriole. Eine solche Transmittersubstanz ist das Angiotensin II, das eine zentrale Rolle beim Renin-Angiotensin-Aldosteron-System (RAAS) spielt.

Das RAAS ist eine Art körpereigenes Selbsthilfeprogramm, eines der zahlreichen Feedbacksysteme des Körpers. Die kaskadenartig ablaufende Kettenreaktion wird durch einen Blutdruckabfall ausgelöst.

Sinkt der systolische Blutdruck auf unter 90 mmHg, wird am Vas afferens Renin ausgeschüttet. Binnen Sekunden spaltet Renin von dem in der Leber gebildeten Eiweiß Angiotensinogen einen Teil ab, das Angiotensin I (AT I). Das Angiotensin-Converting-Enzym (ACE) verändert durch Abspaltung dieses AT I, woraufhin es zu Angiotensin II (AT II) wird. AT II seinerseits stimuliert die Aldosteronausschüttung in der Nebennierenrinde.

Aldosteron ist ein (Steroid-)Hormon. Es hemmt im Tubulussystem der Niere die Ausscheidung von Natrium (und steigert die Ausscheidung von Kalium).

Renin-Angiotensin-Aldosteron-System (RAAS)

1. **Renin verändert Angiotensinogen zu AT I.**
2. **AT1 wird durch ACE zu AT II.**
3. **AT II stimuliert die Ausschüttung von Aldosteron.**

Zusammengefasst verursacht Angiotensin II an verschiedenen Zielen im Körper zentrale und/oder lokale Reaktionen:

- Gefäßengstellung (Vasokonstriktion) im Bereich der Arteriolen
- Wirkung am zentralen Nervensystem (ZNS) mit zentral gesteuerter genereller Gefäßengstellung
- Weitere Wirkung am ZNS: Ausschüttung von ADH (antidiuretisches Hormon, auch Vasopressin genannt), was eine vermehrte Flüssigkeitsrückgewinnung im Tubulussystem bewirkt
- Durst und Salzbedürfnis (ZNS-gesteuert)
- Niere: Gefäßengstellung im Vas efferens und ggf. am Vas afferens
- Niere: Steigerung der Natriumrückresorption
- Nebenniere: Ausschüttung von Aldosteron und Adrenalin

Erythropoetin – Blutbildung

Die Anzahl von Erythrozyten im Blut liegt beim Gesunden im Billionenbereich (Normwert ohne Berücksichtigung des Geschlechts: ca. 5 Mio. pro μl, 1 l = 1 Mio. μl). Die Neubildung von roten

Blutkörperchen (Erythrozyten) ist von zentraler Bedeutung, da sie nur eine begrenzte Lebensdauer von ungefähr 4 Monaten haben. Erythrozyten transportieren Sauerstoff. Genauer ausgedrückt transportiert der rote Farbstoff Hämoglobin den Sauerstoff, weil Hämoglobin ein sauerstoffbindendes Eiweiß ist. Erythrozyten bestehen zu einem Großteil aus Hämoglobin.

Die Erythrozytenneubildung wird durch das von der Niere ausgeschüttete hormonähnliche Enzym Erythropoetin reguliert. Falls spezielle Sensoren an der Niere registrieren, dass der Sauerstoffgehalt des Blutes sinkt, wird Erythropoetin ausgeschüttet, weil davon ausgegangen werden muss, dass zu wenige Erythrozyten vorhanden sind, um Sauerstoff zu transportieren. Das Erythropoetin entfaltet seine Wirkung im Knochenmark, wo es die Erythrozytenbildung stimuliert.

Vitamin D – Knochenstoffwechsel

Für den Knochenstoffwechsel benötigt der Körper aktives Vitamin D_3 (Calcitriol, 1,25-Cholecalciferol), mit dem er sich selbst versorgen kann, sofern ausreichend inaktives Vitamin D_3 (Cholecalciferol) vorhanden ist. Bedarfsentsprechend wird nach einem Syntheseprozess in der Leber aus Cholecalciferol Calcidiol, das seinerseits noch weiter umgewandelt werden muss. Diese weitere Umwandlung in das aktive Vitamin D_3 findet in der Niere statt.

Inaktives Vitamin D_3 findet sich hauptsächlich in Fischfett, aber auch Eier, Champignons, Avocados sowie verschiedene andere Fette liefern Cholecalciferol. Allein über die Nahrung kann der Bedarf nicht gedeckt werden. Glücklicherweise jedoch ist der menschliche Körper in der Lage, unter Einwirkung von Sonnenlicht über die Haut (aktives) Vitamin D_3 herzustellen.

Calcitriol, (aktives) Vitamin D_3 spielt eine wichtige Rolle im Calcium-Phosphat-Feedback-System. Hierbei ist das freie Calcium die Schlüsselsubstanz. Über spezielle Sensorzellen überwacht die Nebenschilddrüse (Glandulae parathyreoideae oder „Epithelkörperchen") den Calciumhaushalt. Befindet sich zu wenig Calcium im Blut, wird über die Nebenschilddrüse ein Hormon ausgeschüttet, das Parathormon (PTH). Es bewirkt, dass Calcium und Phosphat in gleicher Menge aus den Knochen freigegeben werden. Gleichzeitig wird die Calciumausscheidung über die Niere gebremst sowie die renale Phosphatausscheidung leicht gesteigert, um das aus den Knochen freigesetzte Phosphat wieder zu eliminieren. Zusätzlich stimuliert PTH an den Nieren die Umwandlungsprozesse, die aktives Vitamin D_3 generieren. Dieser letzte Umwandlungsschritt kann nur erfolgen, wenn dem Körper ausreichend inaktives Vitamin D_3 zur Verfügung steht. Alle Wirkungen zusammen stellen dem Organismus vermehrt Calcium zur Verfügung. Der Nebeneffekt der Phosphatfreisetzung aus den Knochen ist für Gesunde nicht von Relevanz; sie scheiden überschüssiges Phosphat mit dem Urin aus. Überhaupt ist die Calciumgewinnung aus den Knochen bei Gesunden lediglich eine kurze Zwischenlösung, bis das aktive Vitamin D_3 seine Wirkung entfaltet.

Durch Parathormon wird in den Nieren aktives Vitamin D_3 (Calcitriol, 1,25-Cholecalciferol) generiert, das die Calciumaufnahme im Darm steigert, den Abbau von Calcium aus den Knochen vermindert und die Calciumausscheidung über die Nieren drosselt.

Mit zunehmender Niereninsuffizienz wird in der Folge des üblicherweise auftretenden Calciummangels das Phosphat zu einem großen Problem. Kann Phosphat nicht mehr ausreichend ausgeschieden werden, bindet es sich an Calcium, was neben den Verkalkungsproblemen mit sich bringt, dass der Calciumspiegel (Menge des ungebundenen Calciums) im Blut weiter absinkt. Die Nebenschilddrüse schüttet somit weiter PTH aus, jedoch kann die Niere krankheitsbedingt aktives Vitamin D_3 nicht ausreichend zur Verfügung stellen, um den Calciumspiegel im Blut auf normale Weise (und unter Verschonung der Knochen) zu steigern. So wird immer mehr PTH ausgeschüttet, was den Teufelskreis weiter antreibt. In der Folge entsteht der sekundäre Hyperparathyreoidismus.

Klotho

Bei dem in den Nieren gebildeten Klotho handelt es sich um ein eiweißartiges Hormon, ein sog. Proteohormon, dem lebensverlängernde Eigenschaften zugeschrieben werden.

Im Zusammenwirken mit einem weiteren Eiweiß, dem Fibroblasten-Wachstumsfaktor 23 (abgekürzt FGF 23) hemmt Klotho bedarfsgeregelt die Bildung von aktivem Vitamin D_3 sowie die Rückresorption von Phosphat, was den Phosphatspiegel im Serum senkt.

Prostaglandine – Gewebshormone

Aufgrund seiner Wirkungsweise wird Prostaglandin als Hormon bezeichnet. Prostaglandine werden an vielen verschiedenen Stellen im Körper gebildet. Dementsprechend vielfältig sind die Aufgaben und Wirkungen.

In der Niere hergestellte Prostaglandine wirken lokal durchblutungsfördernd. Damit sorgen sie dafür, dass jede Niere – auch bei ungünstiger körperlicher Gesamtverfassung – einwandfrei funktioniert.

Bestimmte Schmerzmittel beeinflussen die Prostaglandinausschüttung negativ. Dies sind vor allem die nichtsteroidalen Antiphlogistika, wie z. B. Ibuprofen und Diclofenac. Sie vermindern die Mikrodurchblutung der Niere.

1.3 Fazit

Fügt man die geschilderten Einzelprozesse zusammen, wird die ungeheure Leistung der gesunden Nieren deutlich. Die zu Beginn gestellte Frage, wie die Nieren, ja selbst nur eine Niere, diese vielfältigen Aufgaben bewältigen, sollte nun beantwortet sein.

In „Einführung in die Nephrologie und Nierenersatzverfahren" (Klingele, Matthias und Brodmann, Doreen, Springer Verlag Deutschland, 1. Auflage, Heidelberg, 2017, S. 15) wird ein eindrucksvolles Beispiel angeführt: Verliert ein Mensch durch Lebendspende eine Niere, werden sich die Blutwerte (Kreatinin) vor und nach der Organspende, wenn überhaupt, nur minimal ändern. Und das, obwohl nur noch die Hälfte des Organpaares vorhanden und die GFR dementsprechend vermindert ist.

Nicht selten führt erst eine Einschränkung der Nierenfunktion auf unter ungefähr 25 % zu deutlich mess- oder fühlbaren Symptomen.

Literatur

Breuch G, Servos W (2010) Dialyse für Einsteiger, 2. Aufl. Elsevier/Urban & Fischer, München

Hautmann R, Huland H (1997) Urologie, 1. Aufl. Springer, Heidelberg

Klingele M, Brodmann D (2017) Einführung in die Nephrologie und Nierenersatzverfahren, 1. Aufl. Springer, Heidelberg

Larsen R (2016) Anästhesie und Intensivmedizin für die Fachpflege, 9. Aufl. Springer, Heidelberg

Nowack R, Birck R, Weinreich T (2009) Dialyse und Nephrologie für Fachpersonal, 3. Aufl. Springer, Heidelberg

Schmidt R, Thews G, Lang F (2000) Physiologie des Menschen, 28. Aufl. Springer, Heidelberg

Weiterführende Literatur

Breuch G (2008) Fachpflege Nephrologie und Dialyse, 4. Aufl. Elsevier/Urban & Fischer, München

Faller A, Schünke M (2016) Der Körper des Menschen, 17. Aufl. Thieme, Stuttgart

Kuhlmann U, Walb D, Luft F (2003) Nephrologie, 4. Aufl. Thieme, Stuttgart

Silbernagl S, Lang F (2018) Taschenatlas Pathophysiologie, 5. Aufl. Thieme, Stuttgart

Silbernagl S, Despopoulos A, Draguhn A (2018) Taschenatlas Physiologie, 9. Aufl. Thieme, Stuttgart

Pathophysiologie

U. Schnittert, *Neu in der Dialyse,* Neu auf der Fachstation,
https://doi.org/10.1007/978-3-662-61015-2_2

Bei der meisterhaften Konstruktion der Nieren bleibt nichts dem Zufall überlassen, denn die Perfektion des Organpaars wird dadurch gekrönt, dass sogar Funktionseinschränkungen bis zu einem gewissen Grade kompensiert werden können. Ist der Zenit der Kompensationsfähigkeit überschritten, liegt eine Situation vor, die kurz- oder langfristig nicht mit dem Leben vereinbar ist. Das Vorliegen einer akuten oder chronischen Nierenerkrankung wirft die Frage nach der Ursache auf. Hier kommen 2 Regionen infrage: der Glomerulus und das Tubulussystem.

2.1 Glomeruläre Schädigung

Unter dem Fachbegriff Glomerulopathien werden zahlreiche Nierenerkrankungen zusammengefasst. Handelt es sich um entzündliche Erkrankungen, wird der differenziertere Begriff Glomerulonephritis verwendet.

Glomerulopathien umfassen entzündliche und nicht entzündliche Erkrankungen am Glomerulus. Ihnen allen gemeinsam ist das Auftreten bestimmter Symptome in unterschiedlicher Ausprägung:

- Nachweis von Blut im Urin (Hämaturie)
- Nachweis von Eiweiß im Urin (Proteinurie)
- Hypertonie, renal ausgelöst
- Abnahme der glomerulären Filtrationsrate
- Ödembildung

Glomerulopathien können die glomerulären Gefäße betreffen oder die Membran der Bowman-Kapsel. Durch Wechselwirkungen kommt es in der Realität häufig zu einer Kombination beider Schädigungen.

2.1.1 Glomeruläre Gefäßschädigung

Ein Rückblick auf das Kaffeefilterbeispiel (siehe ► Abschn. „Filtration und Resorption" im Kap. 1) veranschaulicht die Folgeprobleme bei einer Schädigung des Glomerulus. Wird beim Aufbrühen von Kaffee ein defekter Filter verwendet, so wird im Ergebnis kein pulverfreies Kaffeefiltrat entstehen, sondern Kaffeekrümel landen in der Kanne. So verhält es sich auch bei Schädigungen am Glomerulus.

Durch entzündliche und/oder sklerotische Prozesse verändert sich der Wandaufbau der glomerulären Arteriole und des sehr feinen glomerulären Kapillarnetzes. Zellschwellung und schließlich Zelluntergang führen zu Verdickung einzelner Kapillarabschnitte oder zum Untergang der gesamten glomerulären Arteriole eines Nierenkörperchens. Die Wandporen des kleinen Gefäßes werden durch diesen zerstörerischen Prozess größer, die Kapillare wird porös. Die elektrische Selektion an den glomerulären Kapillarfenstern ist gestört. Daher gelangen Substanzen, die in der glomerulären Arteriole verbleiben sollten, sofern sie die Podozytenbarriere überwinden können, in den Primärharn. Hierbei handelt es sich um wenige oder sogar viele Blutbestandteile mit einer Molekularmasse von über 80.000 Dalton bzw. im Durchmesser größer als 4,4 nm. Die Resorptionskapazität im tubulären System aber ist begrenzt. Werden die Schwellenwerte überschritten, kommt es als Leitsymptom für viele ursächlich glomeruläre Erkrankungen zur Ausscheidung von Eiweiß im Urin, einer Proteinurie. Auch Erythrozyten können auf diese Weise in den Endharn gelangen. Die Passage durch eine intakte Podozytenbarriere allerdings deformiert die roten Blutkörperchen, sodass glomerulär filtrierte Erythrozyten mikroskopisch gut von anderen Erythrozyten im Urin unterschieden werden können. Bei einer glomerulären Hämaturie können mikroskopisch häufig Stachelzellen (Akanthozyten) nachgewiesen werden, die in besonders typischer Weise verformt sind.

Ferner führt der Untergang von funktionstüchtigen Glomeruli schrittweise zu einer Minderdurchblutung der restlichen Glomeruli, worauf diese mit dem Auslösen des Renin-Angiotensin-Aldosteron-Systems reagieren. Dies verursacht eine renale Hypertonie.

Krankheitsbilder

Die Folgen von Bluthochdruck und Diabetes mellitus schädigen die Glomeruli sehr stark. Sie sind die häufigsten Ursachen von (sekundären) Glomerulopathien.

Vielen primär glomerulären Schädigungen ist gemeinsam, dass die Problematik durch eine (Über-) Reaktion des Immunsystems ausgelöst wird:

- Postinfektiöse Erkrankungen bakterieller (Poststreptokokken-Glomerulonephritis) oder viraler (Masernvirus, HIV) Genese; auch ein parasitärer Befall ist möglich (Malaria, Toxoplasmose) sowie Pilzbefall (*Candida albicans*).
- Autoimmunerkrankungen wie die IgA-Nephritis (Ablagerungen von Immunglobulin A in den intraglomerulären Mesangiumzellen) oder das Goodpasture-Syndrom (Autoantikörperbildung gegen die gefensterte Innenauskleidung, also das Endothel der Kapillargefäße).
- Veränderungen aufgrund von Leichtkettenablagerungen (differenzialdiagnostisch Amyloidose)

Ferner sind folgende Ursachen für glomeruläre Schädigungen möglich:

- Generelle Gefäßerkrankungen, die zu Sklerosierung und schließlich zum Verlust funktionaler Glomeruluskapillaren führen.
- Akute Geschehnisse (z. B. Schock, Trauma, Herz-Kreislauf-Versagen), also eine plötzliche Organminderdurchblutung mit der Folge des massenhaften akuten Versagens von Nephronen, was als akutes Nierenversagen (ANV) bezeichnet wird.
- Zusätzlich darf eine altersentsprechende arteriosklerotische Veränderung der Blutgefäße nicht außer Acht gelassen werden. Der gesamte Körper verändert sich im fortgeschrittenen Alter, und dieser Prozess macht auch vor der Niere nicht Halt.

2.1.2 Membranöse Schädigung

Bestimmte Nierenerkrankungen können überwiegend die Membran der Bowman-Kapsel betreffen. Wie bereits dargestellt, werden als glomeruläre Membran die hauchdünnen Gewebeschichten bezeichnet, die zwischen dem „Innenraum" des Kapillargefäßes und dem schmalen „Innenraum" der Bowman-Kapsel liegen.

Schädigungen an Arealen der glomerulären Membran führen zu einer pathologischen Veränderung der Rückhaltefähigkeit. Kommt es zu Defekten in der Membran, besonders der Podozytenmembran, treten auch größere Moleküle ungehindert in den Spalt der Bowman-Kapsel über. Eine ausgeprägte Proteinurie (über 3,5 g pro Tag) ist die Folge, wobei das Albumin als kleines Eiweißmolekül am meisten verloren geht (Albuminurie). Ein solcher Eiweißverlust über den Urin spiegelt sich nicht selten im Blutserum wider, z. B. als Hypoalbuminämie. Fehlendes Eiweiß im Blutserum wiederum beeinflusst die Wasserbindung im Intravasalraum negativ, und es kommt zu Ödembildung.

Krankheitsbilder

- Membranöse Glomerulonephritis
- Minimal-Change-Glomerulonephritis

Beiden Erkrankungen liegt eine Veränderung der Podozytenmembran zugrunde.

2.2 Tubuläre Schädigung

2

Unter dem Überbegriff interstitielle Nephropathien werden Erkrankungen zusammengefasst, die überwiegend das Bindegewebe der Niere betreffen (tubuläres System).

Es gibt daneben zusätzlich vererbliche, rein tubuläre Erkrankungen.

2.2.1 Krankheitsbilder

Die häufigste Ursache für interstitielle Nephritiden ist eine bakterielle Infektion, die aus dem harnableitenden System aufgestiegen ist, sei es auf Grund rezidivierender Blasenentzündungen oder durch Aufstau bei Abflusshindernissen (Blasen- und Nierensteine, vergrößerte Prostata beim Mann, Verengungen anderer Genese). Aber auch eine tubuläre Schädigung durch toxische Substanzen ist häufig nachzuweisen (bestimmte Schmerzmittel, allergische Reaktion auf Medikamente, Folge von Bestrahlungstherapie).

Daneben gibt es einige vererbte oder erworbene Störungen der Energieversorgung im proximalen Tubulussystem, deren Symptome sich verschiedentlich als Fanconi-Syndrom zusammenfassen lassen und die mit einer Rückresorptionsstörung einhergehen.

2.3 Übergreifende Schädigungen

Destruierende Raumforderungen können durch ihre räumliche Ausdehnung alle Regionen der Niere in Mitleidenschaft ziehen.

2.3.1 Krankheitsbilder

Neben einem Nierenzellkarzinom können bösartige Tumoren in der Umgebung die Niere und die ableitenden Harnwege infiltrieren. Die Folgen sind Zelluntergang und/oder Verlegung des Harnabflussweges.

Zysten sind als flüssigkeitsgefüllte Hohlräume ebenfalls raumfordernd. Vereinzelte kleine Nierenzysten stellen in dieser Hinsicht in aller Regel kein Problem dar. Große Zysten hingegen verdrängen gesundes Gewebe und können zu einem Verlust funktionsfähiger Nephrone führen.

Bei den erblichen polyzystischen (Nieren-)Erkrankungen, den Zystennieren, entstehen in unterschiedlicher Progression unzählige Zysten mit unter Umständen enormer Ausdehnung.

2.4 Nephrotisches und nephritisches Syndrom

Die Symptomkomplexe nephrotisches Syndrom und nephritisches Syndrom fassen pathophysiologische Folgen unter jeweils einer Überschrift zusammen, wobei die zugrunde liegenden Erkrankungen sehr unterschiedlich sein können. Diese sprachliche Zusammenfassung erleichtert die Orientierung aller am Heilungsprozess der Patienten beteiligten Berufsgruppen.

2.4.1 Nephrotisches Syndrom

Ein nephrotisches Syndrom weist eindeutig auf eine gestörte Rückhaltefähigkeit am glomerulären Filter hin, ohne aber die Problematik ursächlich zu lokalisieren. Deshalb kommen sowohl glomeruläre als auch membranöse Schädigungen sowie eine allgemeine bzw. renale sklerotische Gefäßsituation infrage. Das gleichzeitige Auftreten der folgenden Symptome wird als nephrotisches Syndrom bezeichnet:

- Ausgeprägte Proteinurie von mehr als 3,5 g pro Tag
- Erniedrigter Albuminspiegel im Blut (Hypoalbuminämie)
- Vorhandensein von Ödemen
- Erhöhte Blutfettwerte (Hyperlipidämie)

2.4.2 Nephritisches Syndrom

Das nephritische Syndrom seinerseits bezeichnet Symptome, die bei intakter Podozytenbarriere zweifelsfrei eine Schädigung von glomerulären Kapillargefäßen aufzeigen.

Das gleichzeitige Auftreten der folgenden Symptome wird als nephritisches Syndrom bezeichnet:

- Erythrozyten im Urin (Hämaturie) – mit Nachweis von deformierten Erythrozyten und Akanthozyten

- Geringgradige Proteinurie von unter 3,5 g pro Tag
- Vorhandensein von Ödemen
- Hypertonie

2.5 Fazit

Liegt eine Nierenfunktionsstörung vor, erleichtert das Verständnis der pathophysiologischen Vorgänge die Suche nach der Ursache und ermöglicht die Behandlung der Grunderkrankung.

Weiterführende Literatur

Breuch G (2008) Fachpflege Nephrologie und Dialyse, 4. Aufl. Elsevier/Urban & Fischer, München

Breuch G, Servos W (2010) Dialyse für Einsteiger, 2. Aufl. Elsevier/Urban & Fischer, München

Faller A, Schünke M (2016) Der Körper des Menschen, 17. Aufl. Thieme, Stuttgart

Klingele M, Brodmann D (2017) Einführung in die Nephrologie und Nierenersatzverfahren, 1. Aufl. Springer, Heidelberg

Kuhlmann U, Walb D, Luft F (2003) Nephrologie, 4. Aufl. Thieme, Stuttgart

Nowack R, Birck R, Weinreich T (2009) Dialyse und Nephrologie für Fachpersonal, 3. Aufl. Springer, Heidelberg

Silbernagl S, Lang F (2018) Taschenatlas Pathophysiologie, 5. Aufl. Thieme, Stuttgart

Silbernagl S, Despopoulos A, Draguhn A (2018) Taschenatlas Physiologie, 9. Aufl. Thieme, Stuttgart

Diagnostik

U. Schnittert, *Neu in der Dialyse*, Neu auf der Fachstation,
https://doi.org/10.1007/978-3-662-61015-2_3

Mit der Beobachtung oder Wahrnehmung von Symptomen beginnt für die Ärzte die Suche nach den Hintergründen (s. ◘ Abb. 3.1).

Hierbei ist die Anamnese (u. a. persönliches Gespräch und Erhebung eines körperlichen Untersuchungsbefundes) in gewisser Weise schon der Diagnostik beizuordnen.

Die Anordnung und Auswertung diagnostischer Untersuchungen – dies sei ausdrücklich erwähnt – sind ärztliche Aufgaben.

3.1 Anamnese/Diagnostik: Fachbegriffe zur Urinausscheidung

- Diurese
  Unwillkürliche physiologische Harnproduktion
- Miktion
  Willkürliche Ausscheidung von Urin, „Harnablassen", „Wasserlassen"

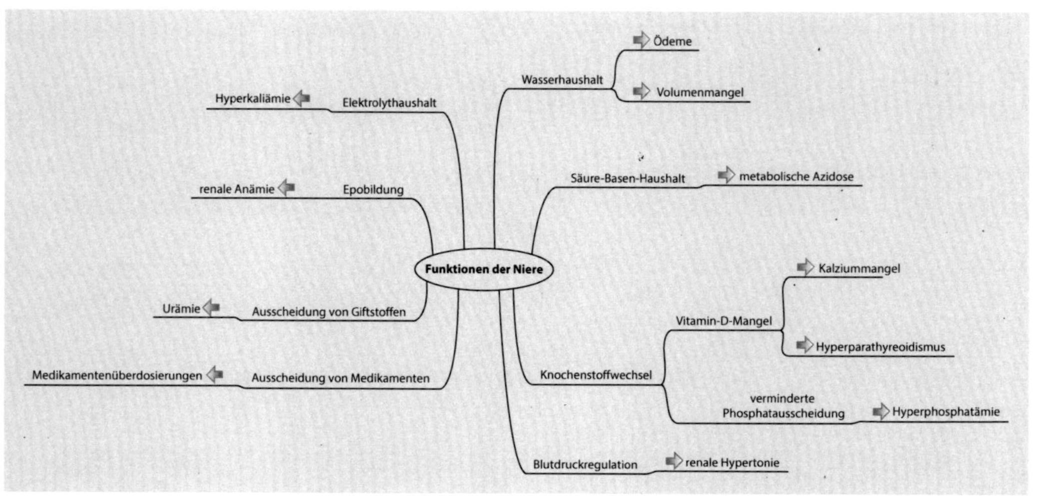

Abb. 3.1 Aufgaben der Nieren und Folgen der verminderten Funktion. (Aus Klingele und Brodmann 2017)

- Dysurie
  Schmerzhaftes Wasserlassen
- Polyurie
  Krankhaft erhöhte Urinausscheidung (mehr als 2 l pro Tag)
- Pollakisurie
  Häufiger Harndrang
- Nykturie
  Nächtliches Wasserlassen
- Oligurie
  Krankhaft verminderte Urinausscheidung (weniger als 500 ml pro Tag)
- Anurie
  Völliges oder annähernd völliges Ausbleiben der Urinausscheidung (unter 100 ml pro Tag)

3.2 Laboruntersuchungen

Die durch Gespräch und körperliche Untersuchung gesammelten Eindrücke werden durch die Ergebnisse von Laboruntersuchungen ergänzt. Bei regelmäßigen Kontrollen vermittelt die Beobachtung der dokumentierten Ergebnisse dem nephrologischen Facharzt einen geeigneten Eindruck von Behandlungsverlauf und Prognose.

3.2.1 Urin

Wie schon in der Antike so ist die Beurteilung des Urins auch heute noch eine diagnostische Maßnahme von höchstem Stellenwert. Und ebenfalls wie in alten Zeiten ist es auch heute üblich, Farbe, Geruch und Beschaffenheit zu benennen. Die Geschmacksprobe allerdings ist seit einigen hundert Jahren nicht mehr Bestandteil einer Routineuntersuchung.

Sofern möglich sollte für eine Analyse frischer Mittelstrahlurin verwendet werden. Bei Frauen empfiehlt es sich, einen Vaginaltampon zu verwenden, um eine Kontamination durch Scheidensekret zu vermeiden.

Farbe, Geruch, Beschaffenheit

Frischer gesunder Urin ist von klarer, hellgelber Farbe und fast geruchsneutral; der Geruch ist unter normalen Umständen gerade so dezent, dass die Zuordnung „Urin" getroffen werden kann. Die Beschaffenheit ist wasserartig, nicht schäumend (außer, wenn der Urin unter Druck abgelassen wurde), frei von festen Bestandteilen und nicht ölig oder zähflüssig.

Farbliche Veränderungen können ernährungs- und/oder medikamentenbedingt sein, aber auch auf Erkrankungen hinweisen. So wird altbierbrauner oder colafarbiger (schäumender) Urin bei bestimmten Lebererkrankungen beobachtet. Eine rötliche Färbung weist auf das Vorhandensein von Blut hin.

Ein beißender Geruch entsteht bei hohem Ammoniakgehalt, der seinerseits auf das Vorhandensein von Ketonkörpern schließen lässt, die bei eskalierter Stoffwechsellage von Diabetikern über den Urin ausgeschieden werden. Auch durch bakterielle Infektionen kann der Urin einen unangenehmen Geruch erlangen.

Bestimmte Nahrungsmittel und Medikamente haben ebenfalls Einfluss auf den Uringeruch (Spargel).

Verschiedene Untersuchungsmethoden liefern detailliertere Informationen.

Urinstreifentest

Eine schnelle und einfache Methode, Urin zu untersuchen, ist der Urinstreifentest mit Indikatorfeldern. Diese Indikatorfelder werden mit Urin benetzt. Nach geringer Einwirkzeit kann der Teststreifen mit einer Referenzfarbkarte verglichen werden. Anhand dieses Vergleichs können je nach gewählter Teststreifenvariante unterschiedlich viele Ergebnisse abgelesen werden, wobei ungefähre Werte bzw. Mengenangaben angegeben werden. Signalisiert die Farbreaktion einen pathologischen Befund, so ist dies ein Hinweis auf ein Problem, kann dieses aber nicht näher bestimmen. Um dieser Problematik nachzuspüren, kommt das Mikroskop zum Einsatz.

Mikroskopische Urinuntersuchung

Den Urin unter dem Mikroskop zu betrachten, verfolgt den Zweck, die mit dem bloßen Auge nicht sichtbaren Bestandteile und Partikel sichtbar und zählbar zu machen. Hierzu gehören neben Erythrozyten und Leukozyten auch verschiedene Zylindertypen (im Tubuluslumen gelierte Eiweiße), die näher spezifiziert werden können (z. B. Erythrozytenzylinder, Epithelzylinder). Auch kristalline Gebilde können beim Mikroskopieren häufig beobachtet werden.

Urinelektrophorese

Zur genaueren Differenzierung der über eine Proteinurie ausgeschiedenen Eiweiße kann in seltenen Fällen die Durchführung einer Urinelektrophorese angezeigt sein. Dieses Verfahren ermöglicht es, aufgrund der elektrischen Ladung die mengenmäßige Verteilung der verschiedenen Eiweiße grafisch darzustellen (z. B. Bence-Jones-Proteine bei Amyloidose).

24-Stunden-Sammelurin

Für die Einschätzung der Nierenfunktion bedarf es einer entscheidenden Information: Wie hoch ist die glomeruläre Filtrationsrate (GFR)? Neben der häufig durchgeführten formelbasierten Serum-GFR-Bestimmung, die gewisse Grauzonen nicht abdecken kann, wird zur exakten Clearancemessung eine endogene (körpereigenes Kreatinin) oder exogene (pflanzlich gewonnenes Inulin) Substanz analysiert.

Hierfür muss ein Patient 24 Stunden lang Urin sammeln. Anschließend wird bei der endogenen Clearancemessung von einer kleinen Menge des gesammelten Urins der Kreatininwert ermittelt und auf die Gesamtmenge hochgerechnet. Abschließend erfolgt eine Blutentnahme, um den Wert des Serumkreatinins festzustellen. Die Ergebnisse werden rechnerisch in ein Verhältnis gesetzt und erlauben den entscheidenden Rückschluss auf die Filtrations- und Clearanceleistung der Niere.

Durchführung der Urinsammlung

Am Tag der Urinsammlung wird der erste Morgenurin wie gewohnt in die Toilette ausgeschieden, also noch nicht in den dafür vorgesehenen Behälter abgefüllt, da der erste

Morgenurin zur Urinproduktion der vergangenen Nacht zählt. Gängig ist es auch, einen exakten Zeitpunkt zu bestimmen, z. B. von 8 Uhr morgens des einen bis 8 Uhr morgens des folgenden Tages. Ab dem bestimmten Zeitpunkt bzw. nach dem Verwerfen des ersten Morgenurins wird für 24 Stunden jeder Tropfen Urin aufgefangen und gesammelt. Nach Möglichkeit sollte das Urinsammelgefäß kühl und lichtgeschützt gelagert werden. Am Folgetag wird die erste Portion Morgenurin ebenfalls in den Sammelbehälter gegeben, denn die Urinproduktion der Nacht zählt dieses Mal natürlich mit. Möglicherweise ist der Hinweis erforderlich, dass vor einer Stuhlentleerung der Urin im Sammelbehälter aufgefangen werden muss, da es bei der Stuhlentleerung häufig zu einem passiven, unwillkürlichen Urinabgang kommt.

3.2.2 Blut

Die Anzahl an Parametern, die bei einer Blutentnahme erfasst werden können, ist schwindelerregend hoch. Jeder medizinische Fachbereich hat deshalb eine Art Standardprogramm, das von Schwerpunkt zu Schwerpunkt anders gestaltet ist. Die im Folgenden aufgeführten Parameterbestimmungen sind im nephrologischen Alltag von Relevanz:

- Blutsenkung
- Blutgasanalyse
- Elektrolyte
- Großes Blutbild
- Eisen- und Transferrinsättigung
- Blutzucker (unter Umständen mit HbA1c)

- Retentionswerte (Harnstoff, Kreatinin)
- Parathormon
- Eiweiß (auch CRP)
- Blutfette
- Leberwerte
- Blutgerinnung
- Unter Umständen Infektionsserologie (Hepatitis B und C, HIV)

3.3 Langzeitblutdruckmessung

Es ist von großer Bedeutung, eine Hypertonie rechtzeitig zu diagnostizieren, um die Folgeschäden möglichst zu begrenzen und das Entstehen eines Teufelskreises zu unterbinden. Ein dauerhaft erhöhter Blutdruck führt zu sklerotischen Veränderungen an den arteriellen Gefäßwänden, auch im Glomerulus. Glomeruläre Gefäßwandveränderungen führen über die Aktivierung des Renin-Angiotensin-Aldosteron-Systems zu einer Hypertonie.

Blutdruck-Normwerte (in Ruhe)

Zu niedrig: <105 mmHg systolisch, <65 mmHg diastolisch

Optimal: <120 mmHg systolisch, <80 mmHg diastolisch

Zu hoch: >140 mmHg systolisch, >90 mmHg diastolisch

(Quelle: Silbernagl et al. 2018)

Werden bei mehreren Messungen – zu unterschiedlichen Zeiten und über mehrere Tage beobachtet – erhöhte Werte gemessen, sollte eine 24-Stunden-Langzeitblutdruckmessung in Erwägung gezogen werden.

3.4 Bildgebende Verfahren

Es stehen sehr vielfältige Möglichkeiten zur Verfügung, die Nieren nicht nur abzubilden, sondern gleichzeitig die Funktion und Durchblutung bildlich darzustellen.

Eine unkomplizierte, nicht invasive und in aller Regel unmittelbar durchführbare bildgebende Methode stellt die Ultraschalluntersuchung dar. Mit ihr können Größe und exakte Lage der Nieren bestimmt werden. Da es durch den Einsatz der farbcodierten Doppler-Sonografie (FKDS) unkompliziert geworden ist, die Durchblutungssituation der Niere darzustellen, hat dieses Verfahren die kompliziertere Methode des Röntgens mit Kontrastmittel zwar nicht vollständig abgelöst, jedoch etwas in den Hintergrund gedrängt. Als weitere bildgebende Verfahren können zum Einsatz kommen: Computertomografie (CT), Magnetresonanztomografie (MRT), Angiografie der Nierengefäße.

3.5 Nierenbiopsie

Es gibt drei Möglichkeiten, eine Nierenbiopsie durchzuführen, wobei die perkutane Nierenbiopsie häufiger durchgeführt wird als die transjuguläre oder die laparoskopische Nierenbiopsie. Im Anschluss an diese

Untersuchung wird das gewonnene Zellmaterial von (Nephro-)Pathologen begutachtet und beurteilt.

Kontraindikationen:

- Das Vorhandensein von nur einer funktionsfähigen Niere
- Erhöhtes Blutungsrisiko
- Schwangerschaft
- Eskalierte Hypertonie

3.6 Fazit

Die Fülle der diagnostischen Möglichkeiten ist im Idealfall eine Quelle der Erkenntnis für die behandelnden Nephrologen. Gleichwohl kommt es leider immer wieder vor, dass lediglich das Ergebnis einer Schädigung therapeutisch behandelt werden kann und eine Erklärung vergeblich gesucht wird.

Literatur

Klingele M, Brodmann D (2017) Einführung in die Nephrologie und Nierenersatzverfahren, 1. Aufl. Springer, Heidelberg

Silbernagl S, Despopoulos A, Draguhn A (2018) Taschenatlas Physiologie, 9. Aufl. Thieme, Stuttgart

Weiterführende Literatur

Breuch G (2008) Fachpflege Nephrologie und Dialyse, 4. Aufl. Elsevier/Urban & Fischer, München

Breuch G, Servos W (2010) Dialyse für Einsteiger, 2. Aufl. Elsevier/Urban & Fischer, München

Kuhlmann U, Walb D, Luft F (2003) Nephrologie, 4. Aufl. Thieme, Stuttgart

Nowack R, Birck R, Weinreich T (2009) Dialyse und Nephrologie für Fachpersonal, 3. Aufl. Springer, Heidelberg

Silbernagl S, Lang F (2018) Taschenatlas Pathophysiologie, 5. Aufl. Thieme, Stuttgart

Nephrologie

U. Schnittert, *Neu in der Dialyse,* Neu auf der Fachstation,
https://doi.org/10.1007/978-3-662-61015-2_4

Die Nephrologie ist ein Teil des sehr großen Fachbereichs der Inneren Medizin. Durch die physiologischen und pathophysiologischen Hintergründe der renalen Blutdruckregulation erklärt es sich von allein, warum Nephrologen außerdem Spezialisten für Bluthochdruckerkrankungen sind. Nephrologen sind somit jene Ärzte, die hinzugezogen werden, um das Vorhandensein einer Nierenerkrankung zu prüfen, eine bestehende Nierenerkrankung zu behandeln und, sofern möglich, im Fortschreiten zu verlangsamen sowie renal- und nicht renalbedingte Bluthochdruckerkrankungen zu diagnostizieren und zu therapieren.

Einen weiteren wichtigen Aspekt nephrologischer Arbeit stellt das Themengebiet Nierentransplantation dar.

4.1 Kategorien von Nierenerkrankungen

Bei der Zuordnung von Nierenerkrankungen werden zunächst folgende Unterscheidungen vorgenommen:
- Primäre oder sekundäre Erkrankung
- Akute oder chronische Erkrankung

4.1.1 Primäre Nierenerkrankungen

Eine Möglichkeit, primäre Nierenerkrankungen zuzuordnen, bietet der Rückgriff auf ► Kap. 2, Pathophysiologie, mit dem Fokus auf die betroffene Gewebestruktur.

4.1.2 Sekundäre Nierenerkrankungen

Sofern eine Nierenerkrankung nicht als primär identifiziert werden kann, handelt es sich um eine sekundäre Nierenerkrankung.

Sowohl Diabetes mellitus als auch Hypertonie beispielsweise können schwerste Schäden am Glomerulus anrichten, ihr kombiniertes Auftreten bedeutet, dass gleich zwei massiv gefäßschädigende Faktoren den filigranen Feinbau der Niere zu destruieren drohen.

Des Weiteren können die Folgen von Herz-, Lungen- und Lebererkrankungen die Nierenfunktion stark beeinträchtigen, ebenso rheumatologische, onkologische und urologische Krankheitsprozesse.

Erkrankungen ohne erkennbare Ursache werden als idiopathisch bezeichnet.

4.1.3 Akute Nierenerkrankungen

Stellt sich eine Situation ein, in der entweder die Urinausscheidung drastisch absinkt (Oligurie, Anurie) oder die Retentionswerte im Blutserum sprunghaft ansteigen, spricht man von einem akuten Nierenversagen. Die strukturelle Zuordnung der akuten Organdekompensation richtet sich nach Lokalisierung der Ursache.

Prärenale Ursachen für ein akutes Nierenversagen

Die Nierenfunktion ist aufgrund einer Minderdurchblutung eingeschränkt. Ursache hierfür können sein:

- Starker Blutverlust (Unfall, Operation)
- Starker Flüssigkeitsverlust (Durchfallerkrankungen, Fieber, Verbrennungen)
- Herzerkrankungen
- Blutvergiftung
- Schock
- Allergische Reaktionen

Postrenale Ursachen für ein akutes Nierenversagen

Die Nierenfunktion ist aufgrund einer Abflussstörung eingeschränkt. Hier liegt das Problem in der Region der ableitenden Harnwege, die ganz oder teilweise verengt oder blockiert sind, z. B. durch:

- Harnsteine
- Infektionen
- Prostatavergrößerung bei Männern
- Tumoren

Intrarenale Ursachen für ein akutes Nierenversagen

Die Ursache für den akuten Verlauf liegt in der Niere selbst. Beispielsweise kann eine bislang kompensierte Niereninsuffizienz plötzlich dekompensieren. Daneben

gibt es zahlreiche weitere Möglichkeiten für den plötzlichen Funktionsverlust der Niere(n):
- Nierengefäßverschlüsse (arteriell und venös)
- Minderdurchblutung der Niere(n) im Sinne einer Ischämie
- Entzündungen (vaskulär, glomerulär, interstitiell)
- Schädigung durch nephrotoxische Substanzen (z. B. Medikamente, Kontrastmittel, Schwermetalle, Pestizide)
- Folgen einer körpereigenen Problematik („Verstopfung" des glomerulären Filters bei der Auflösung von Muskelmasse oder Hämoglobin)
- Transplantatabstoßung

4.1.4 Chronische Nierenerkrankungen

Eine chronische Nierenerkrankung liegt vor, wenn die glomeruläre Filtrationsrate länger als 3 Monate unter 60 ml pro Minute liegt.

Wichtig

Urämie: umgangssprachlich Harnvergiftung, sprunghafter Anstieg harnpflichtiger Substanzen im Blut (sog. Retentionswerte)

Retentionswerte: hauptsächlich Harnstoff und Kreatinin

Stadien chronischer Nierenerkrankungen

Die an medizinischen Leitlinien (K/DOQI [Kidney Disease Outcome Quality Initiative] und KDIGO [Kidney Disease: Improving Global Outcomes]) orientierte

Stadieneinteilung chronischer Nierenerkrankungen richtet sich hauptsächlich nach der Höhe der glomerulären Filtrationsrate und der Ausprägung einer eventuellen Proteinurie (s. ◘ Tab. 4.1).

4.2 Symptomatik bei Nierenerkrankungen

In allen Stadien können Schmerzen im Lendenwirbelbereich auftreten. Allerdings können chronische Nierenerkrankung in Stadium I und II durchaus auch symptomlos verlaufen.

- Stadium III (K/DOQI)
  - Glomeruläre Filtrationsrate (GFR) deutlich reduziert, aber noch kompensiert (gelegentlich synonym als „Stadium der kompensierten Retention" bezeichnet)
  - Anstieg der Retentionswerte im Blutserum
  - Toxische Substanzen (z. B. Medikamente) können nicht mehr adäquat in physiologischer Weise über die Nieren eliminiert werden
  - Verschlechterung der hormonellen Nierenfunktionen
    - Leistungsminderung und rasche Ermüdung (Erythropoetinmangel mit beginnender Anämie)
    - Ggf. Hypertonie (Störung der Reninsekretion)
- Stadium IV (synonym: „Stadium der dekompensierten Retention")
  - Deutliche Vergiftungserscheinungen
    - Mattigkeit/eventuell Bewusstseinsstörungen
    - Übelkeit
    - Appetitlosigkeit
    - Erbrechen

Tab. 4.1 Stadieneinteilung nach K/DOQI und nach DIGO. (Aus Klingele und Brodmann 2017)

K/ DOQI		Glomeruläre Filtrationsrate (GFR)	KDIGO	Proteinurie		
I	GFR normal oder erhöht	≥90 ml/min		A1	A2	A3
				≤30 mg/ Tag	30–300 mg/Tag (Micral-Test positiv)	≥300 mg/Tag (Protein im Urinstix positiv)
			G1	G1A1		
II	GFR leicht eingeschränkt	60–89 ml/min	G2			
III	GFR leicht bis mittelschwer eingeschränkt	45–59 ml/min	G3a			
	GFR mittelschwer bis schwer eingeschränkt	30–44 ml/min	G3b			
IV	GFR schwer eingeschränkt	15–29 ml/min	G4			
V	Nierenversagen	<15 ml/min	G5			G5A3

- Knochenschmerzen
- Irritative Nervenbeschwerden (Polyneuropathie) in unterschiedlicher Ausprägung
- Juckreiz (Ablagerung von harnpflichtigen Substanzen in der Haut)
- Ödeme in unterschiedlichen Ausmaßen
- Eine Anämie kann behandlungsbedürftig werden, ebenso eine Übersäuerung des Blutes (Azidose) und ein Ansteigen von Phosphat im Blutserum (Hyperphosphatämie)

Je nach Ansprechen der medikamentösen Therapie kann der Übergang in das Stadium V noch eine geraume Zeit hinausgezögert werden. Jedoch müssen konkrete Überlegungen hinsichtlich der Möglichkeiten einer Nierenersatztherapie stattfinden.

Das „Mitmachen" des Patienten ist in Stadium IV von sehr großer Wichtigkeit: korrekte Einnahme der Medikamente, tägliche Gewichtskontrolle, unter Umständen Anpassung der Trinkmenge, Meiden von kalium-, salz- und phosphorhaltigen Nahrungsmitteln bzw. Getränken, möglichst eine leichte Reduktion der Eiweißzufuhr (<1,0 g/kg Körpergewicht, aber >0,6 g/kg Körpergewicht), um die Abfallstoffe des Eiweißabbaus zu reduzieren, ohne dabei in eine Mangelernährung zu geraten.

Mit Erreichen des Stadiums V ist die Nierenfunktion praktisch zum Erliegen gekommen, und es besteht die Notwendigkeit einer Nierenersatztherapie.

4.3 Therapie von Nierenerkrankungen

Ein akutes Nierenversagen erfordert umgehend ein Akutverfahren der Nierenersatztherapie (z. B. Hämodialyse). Ein akutes Nierenversagen ist prinzipiell reversibel, sofern die zugrunde liegende Ursache zeitnah behoben werden kann.

So individuell wie jeder Mensch veranlagt ist, so individuell sind die Aussichten, eine Nierenschädigung zu sanieren. Wird eine Nierenfunktionseinschränkung frühzeitig (z. B. durch Zufallsbefund) erkannt, ist der Behandlungsspielraum unter Umständen größer und erfolgversprechender. Wird eine Nierenerkrankung erst in den fortgeschrittenen Stadien diagnostiziert, kann das Therapieziel durchaus „Schadensbegrenzung und Vermeidung von Kollateralschäden" lauten.

Durch eine individuelle Regulation im Hinblick auf die eingeschränkte Organfunktion kann der Verlauf der chronischen Nierenerkrankung eines Patienten unter Umständen im Fortschreiten verzögert werden:

- Flüssigkeits- und Elektrolythaushalt
  - Harntreibende Medikamente (Diuretika)
- Elimination von Substanzen
  - Nephrotoxische Substanzen meiden
  - Medikamentöse Therapien an die verringerte glomeruläre Filtrationsrate anpassen
- Säure-Basen-Haushalt
  - Bikarbonatmedikation zur Unterstützung der Pufferung bei Azidose
- Stoffwechselfunktion
  - Wenn nötig, Insulindosis anpassen

- Reninproduktion
  - Präzise antihypertensive Therapie, unter Umständen in Kombination mit Salz- und Flüssigkeitsrestriktion, dies womöglich unterstützt durch eine diuretische Medikation (z. B. Schleifendiuretika)
- Erythropoetinproduktion
  - Bei Anämie Substitution von Erythropoetin
- Vitamin D_3 und Klotho
  - Bei Calciummangel Vitamin-D_3-Substitution (Cholecalciferol); bei Hyperphosphatämie Behandlung mit phosphatbindenden Medikamenten
- Prostaglandine
  - Möglichst Verzicht auf nichtsteroidale Antiphlogistika (NSAP) und andere Prostaglandinsynthesehemmer, um die Restfunktion hinsichtlich der Selbsthilfefähigkeiten des Organs lange aufrechtzuerhalten

Bei Dekompensation einer chronischen Nierenerkrankung lautet die Therapie der Wahl: Nierenersatztherapie. Hierfür gibt es 3 Möglichkeiten:
- Hämodialyse (extrakorporale Blutreinigung)
- Peritonealdialyse (intrakorporale Blutreinigung)
- Nierentransplantation

Der Zeitpunkt, eine Nierenersatztherapie zu beginnen, richtet sich nach der klinischen Symptomatik. Urämie, Hypervolämie (Überwässerung) und Hyperkaliämie (Erhöhung des Serumkaliums) sind die häufigsten Kriterien, die eine sofortige Intervention im Sinne einer (Akut-) Hämodialysebehandlung notwendig machen.

4.4 Spezielle Krankenpflege Nephrologie

Im stationären Alltag einer (nephrologischen) Abteilung steht und fällt das Wohl der Patienten mit der Empathie, der Beobachtungsgabe und der Beherztheit der Pflegekräfte. Neben den persönlichen Kompetenzen und Tugenden ist die Grundlage einer guten Pflege eine gute Ausbildung und die Abrufbarkeit von Hintergrundwissen.

Entsprechend den bedürfnisorientierten Aktivitäten des täglichen Lebens (ATL nach Schwester Liliane Juchli) stehen neben der umfassenden individuellen Abschätzung von Defizit und Ressource als besondere pflegerische Aspekte auf einer nephrologischen Station folgende Bedürfnisse der Patienten im Fokus:

- Ausscheidung
- Essen und Trinken
- Atmen

4.4.1 ATL Ausscheidung

Nierenerkrankungen bringen es mit sich, dass die Urinausscheidung verändert ist. In ► Kap. 3 wurden die Möglichkeiten vorgestellt, den Urin zu untersuchen und zu beurteilen.

Eine wichtige Aufgabe des pflegerischen Fachpersonals in der Nephrologie ist es häufig, bei Patienten die Ausscheidungsmenge exakt zu dokumentieren. Diese Bilanz stellt jegliche Einfuhr (Flüssigkeitsaufnahme durch Getränke, Speisen, Infusionen und Transfusionen) der gesamten Ausfuhr (Flüssigkeitsausscheidung über Urin,

Fäzes, Atmung, Schweiß, Blutungen, ggf. Lymphe, ggf. Wundsekret) gegenüber.

- *Ausgeglichene Bilanz: Einfuhr und Ausfuhr in 24 Stunden sind nahezu identisch.*
- *Positive Bilanz: Es wird weniger ausgeschieden als aufgenommen wurde, was bei einer chronischen Niereninsuffizienz spätestens ab Stadium IV (K/DOQI) zu erwarten ist.*
- *Negative Bilanz: Es wird mehr ausgeschieden als aufgenommen wurde, beispielsweise bei forcierter Diuretikatherapie, aber auch während der polyurischen Phase in der Rekonvaleszenz bei akutem Nierenversagen.*

Über die Datenerfassung hinaus ist es Aufgabe des pflegerischen Fachpersonals, die Plausibilität von erfassten (Labor-)Ergebnissen zu prüfen und dies zu kommunizieren.

Zu beachten ist bei der Plausibilitätsprüfung auch, ob Medikamentenwirkung und Krankenbeobachtung plausibel erscheinen.

4.4.2 ATL Essen und Trinken

Bei bestätigter Nierenerkrankung ist es sinnvoll, je nach klinischem Bild den Nahrungs- und Getränkekonsum zu prüfen und Patienten bei der Umstellung von Ernährungsgewohnheiten zu unterstützen. Denn es scheint wenig sinnvoll, kaliumbindende Medikamente zu verabreichen, wenn es ein Leichtes ist, die Kaliumaufnahme über die Speisenauswahl zu reduzieren. Ebenso sollte bei einer Überwässerung (Hypervolämie) parallel zur Einnahme von harntreibenden Mitteln (Diuretika) die Trinkmenge reduziert werden, um die Ödeme ausschwemmen zu können. Ohne Flüssigkeitsrestriktion würden Diuretika lediglich den hypervolämischen Status stagnieren lassen.

4.4.3 ATL Atmen

Ein erhöhtes Komplikationsrisiko besteht bei hypervolämischen Patienten. Sie können in einen dekompensierten Zustand geraten. Neben der allgemeinen Verschlechterung der Symptome ist die Entwicklung eines Lungenödems mit Atemnot keine Seltenheit. Dies gilt es, durch aufmerksame Beobachtung entsprechender Patienten frühzeitig zu erkennen.

Prophylaktische Maßnahmen:

- *Konkretes Erfragen des Befindens hinsichtlich Atmung*
- *Atemfrequenz dokumentieren*
- *Sauerstoffsättigung mit einem Pulsoxymeter messen*
- *Blutdruck und Pulskontrolle*

Erleichternd für die Patienten ist eine – wenn möglich – sitzende Körperposition und Frischluftzufuhr; ggf. ist Sauerstoffgabe notwendig. Besonders vorausschauend ist es, für das Eintreten dieses Falles bereits im Vorfeld eine ärztliche (Bedarfs-)Anordnung hinsichtlich Sauerstoffdosis und weiterer Medikation schriftlich vorliegen zu haben.

4.4.4 Ressourcen und Defizite

Im Rahmen ganzheitlicher Pflegemodelle gehört es zur pflegerischen Pflicht, sich einen umfassenden Überblick über die zu betreuenden Patienten zu verschaffen. Keinesfalls ist es ausreichend, Patienten Vordrucke ausfüllen zu lassen, ohne dass eine versierte Pflegefachkraft die Angaben über Ressourcen und Defizite persönlich prüft und hinterfragt. Angebracht scheint vor dem Hintergrund der derzeitigen klinischen Alltagspraxis der Appell, dass die bestehende quantitativ mangelhafte Situation nicht wieder zurück zu der qualitativ mangelhaften Situation führen darf, mit der sich Florence Nightingale im England des 19. Jahrhunderts konfrontiert sah:

> » „Sie [Florence Nightingale] war bei den Soldaten so beliebt, daß sie die ‚Lady mit der Lampe' genannt wurde, weil sie oft noch abends im Dunkeln zu den Kranken kam. Nach Kriegsende trieb sie die Erinnerung an die Soldaten, die aufgrund von Inkompetenz, Verantwortungslosigkeit und organisatorischen Mängeln an vermeidbaren Ursachen zugrundegegangen waren, zu weiterem Einsatz an."
> (Quelle: Florence Nightingale in der Übersetzung von Schweikardt und Schulze-Jaschok 2016)

4.5 Fazit

Dieser kurze Exkurs in die Nephrologie und noch kürzere Ausflug in die nephrologische Pflege verdeutlichen das große Spektrum der Thematik. Gleichzeitig schließt dieses

Kapitel die medizinischen Grundlagen ab, die pflegerisches Fachpersonal für die Arbeit in einer Dialyseabteilung „auf dem Schirm“ (oder in der Kitteltasche) haben sollte.

Mit diesem Wissen ist die Arbeit in einer Dialyseeinrichtung allerdings noch nicht getan. Die medizinischen Grundlagen fördern jedoch das Verständnis für die komplizierte Aufgabe, die mithilfe der Medizintechnik in der Nierenersatztherapie zu bewältigen ist.

Literatur

Klingele M, Brodmann D (2017) Einführung in die Nephrologie und Nierenersatzverfahren, 1. Aufl. Springer, Heidelberg

Schweikardt C, Schulze-Jaschok S (2016) Florence Nightingale, Bemerkungen zur Krankenpflege, 3. Aufl. Mabuse, Frankfurt a. M. („Notes on Nursing" neu übersetzt und kommentiert) („Notes on Nursing" neu übersetzt und kommentiert)

Weiterführende Literatur

Breuch G (2008) Fachpflege Nephrologie und Dialyse, 4. Aufl. Elsevier/Urban & Fischer, München

Breuch G, Servos W (2010) Dialyse für Einsteiger, 2. Aufl. Elsevier/Urban & Fischer, München

Juchli L (1976) Allgemeine und spezielle Krankenpflege, 2. Aufl. Thieme, Stuttgart

Kuhlmann U, Walb D, Luft F (2003) Nephrologie, 4. Aufl. Thieme, Stuttgart

Nowack R, Birck R, Weinreich T (2009) Dialyse und Nephrologie für Fachpersonal, 3. Aufl. Springer, Heidelberg

Der pflegerische Fachbereich Dialyse

Eine ideale pflegerische Dialyseausbildung basiert auf der soliden Kenntnisvermittlung in 3 Themenbereichen:

- Medizinische Grundlagen
- Dialysetheorie
- Praktische Schulung

Folgerichtig widmet sich Teil 2 dieses Buches der Dialysetheorie und ist geeignet, die praktische Dialyseausbildung zu begleiten.

Hämodialyse

U. Schnittert, *Neu in der Dialyse*, Neu auf der Fachstation,
https://doi.org/10.1007/978-3-662-61015-2_5

Für die zunächst gedankliche Reise in die Welt der (Standard-) Hämodialysebehandlung ist es notwendig, sich mit einigen physikalischen Gegebenheiten vertraut zu machen.

Die Grundbedingungen zur Durchführung einer solchen Behandlung waren durchaus schon länger bekannt (beispielsweise diffusive Transportvorgänge). Die praktische Umsetzung der Behandlungsmethode bei Nierenversagen jedoch ist eine eher moderne Technik. Sie kommt erst seit etwas über 70 Jahren standardisiert zum Einsatz, obwohl die erste erfolgreiche Dialyse am Menschen bereits 1924 in Gießen von dem Arzt Georg Haas durchgeführt wurde.

Seither haben Forschung und Technik das Verfahren geradezu perfektioniert und erlauben eine zunehmend komplikationsärmere Hämodialysetherapie.

5.1 Behandlungsprinzip

Die Grundidee hinter der Erfindung der Hämodialyse war schon in den 1920er-Jahren, den glomerulären Filter zu imitieren, um harnpflichtige Substanzen extern zu eliminieren. Des Weiteren sollten regulative Vorgänge hinsichtlich der Serumelektrolytkonzentrationen, des Säure-Basen-Haushaltes und der

Hypervolämie individuell und selektiv gesteuert werden können. Das waren seinerzeit hohe Ideale und kaum erreichbare Ziele. Denn zunächst musste eine Möglichkeit ersonnen werden, das Blut überhaupt gefahrlos außerhalb des Körpers durch einen mechanischen Filter zu führen, ohne dass es zu einer „Verklottung" kam (Thromboisierung, also Bildung von Blutgerinnseln). Die ersten positiven Ergebnisse mit der neuen blutgerinnungshemmenden Substanz Heparin in den 1930er- und 1940er-Jahren brachte diesbezüglich den entscheidenden Durchbruch. Auch hinsichtlich eines geeigneten Blutfilters im Sinne einer semipermeablen Membran zeigten sich verschiedene innovative Medizinpioniere sehr erfinderisch. Ein solcher Filter musste schließlich ähnliche Bedingungen erfüllen, wie das renale Vorbild, um die ausgefallenen Filtrationsprozesse an der Bowman-Kapsel des menschlichen Körpers zu ersetzen. Eine weitere Hürde tat sich auf: Mit einer halbdurchlässigen Membran als selektivem Filter, dessen Porengröße niedermolekulare Substanzen passieren ließ (kleiner als 1,8 nm) und größere Blutbestandteile zurückhielt, war es nämlich nicht getan. Um also dem Blut die harnpflichtigen Substanzen zu entziehen und regulative Ergebnisse im Elektrolythaushalt zu erzielen, musste dieser Filter mit einer hinsichtlich der Zusammensetzung genau definierten Flüssigkeit umspült werden, um diffusive Transportvorgänge vom Ort der höheren Konzentration zum Ort der niedrigeren Konzentration zu provozieren. Hierbei stellte sich rasch heraus, dass die hygienischen Anforderungen an dieses „Waschwasser", die Dialysierflüssigkeit, gar nicht hoch genug gestellt werden können, da es auch bestimmten pyrogenen Substanzen von geeigneter Größe möglich ist, die Poren einer semipermeablen Dialysemembran zu passieren und somit in die Blutbahn des Patienten zu gelangen.

Für die Regulierung des Flüssigkeitshaushaltes, also der Realisierung einer Ultrafiltration, musste zudem eine Druckdifferenz entlang der Membran aufgebaut werden, um über eine

Sogwirkung Flüssigkeit zu mobilisieren und aus dem Patientenblut zu entfernen. Dieser Sog wird als Transmembrandruck bezeichnet, abgekürzt TMP, und wird in mmHg angegeben.

In der Geschichte der extrakorporalen Nierenersatztherapie gelang es durch Versuch und Irrtum allmählich, eine gangbare Vorgehensweise zu entwickeln. Nach den daraus entwickelten Grundideen, diesem Ursprungsprinzip, arbeiten Dialysegeräte bis heute. Und schon bei den ersten Versuchen wurde beim Herstellen des extrakorporalen Kreislaufs so verfahren wie auch heute noch: Über einen Gefäßzugang wird Patientenblut an einer Stelle des Gefäßsystems entnommen, mithilfe einer Blutschlauchpumpe (Rollenpumpe) in ein Schlauchsystem zum Dialysefilter umgeleitet und nach der Filterpassage ins Blutgefäßsystem des Patienten zurückgeführt (s. ▪ Abb. 5.1). Es handelt sich, vereinfacht ausgedrückt, um eine (heutzutage) kurzstreckige Umleitung des Blutstroms.

Das Blut durch das Schlauchsystem zum Filter und von dort zurück zum Patienten zu befördern, geschah in den Anfängen zunächst rein mechanisch (Handkurbel), wird heute jedoch über computergesteuerte Blutpumpen maschinell reguliert.

Die Stelle im Gefäßsystem, wo das Blut zurück zum Patienten fließt, muss sich herznäher befinden, damit das am Dialysefilter gereinigte Blut frei in das venöse Gefäßsystem des Patienten abströmen kann, ohne erneut in das extrakorporale Dialysesystem eingespeist zu werden.

Die Erfahrungen und Fehlschläge aus der Anfangszeit der Hämodialysebehandlungen führten zu einer standardisierten Einrichtung von Sicherheitsvorkehrungen bei allen Arten extrakorporaler Blutkreisläufe.

Das Herausleiten und wieder Hineinleiten von Patientenblut, die „Umleitung" des Blutstroms, ist ein gleichzeitig ablaufender Vorgang, bei dem, wie erwähnt, lediglich das Blutgefäßsystem um ein überschaubares Stück erweitert wird. Der Abschnitt „Single-Needle-Dialyse" wird auf Behandlungssituationen eingehen, bei denen dieser Vorgang sich nicht gleichzeitig abspielt.

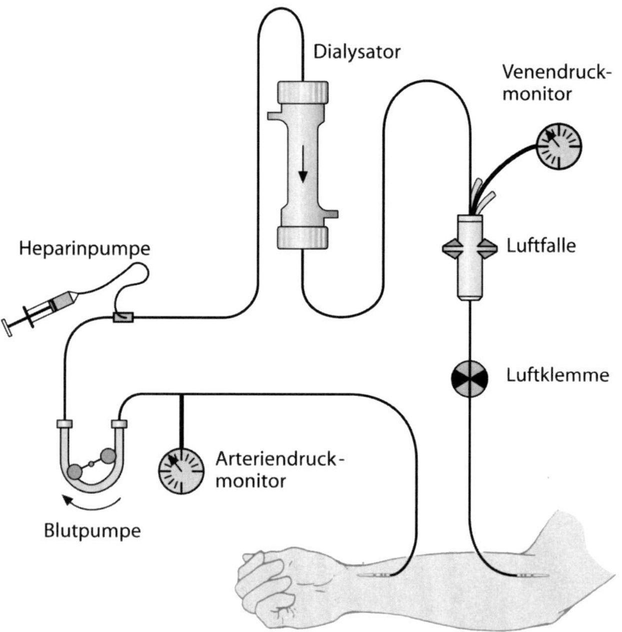

Abb. 5.1 Schematische Darstellung des Blutkreislaufs mit arteriellem Schlauchsystem, Dialysator und venösem Schlauchsystem. (Aus Nowack et al. 2009)

Um ein Auskühlen des Blutes auf seiner Umgehungsstrecke zu verhindern, muss es angewärmt werden. Bei der Hämodialysebehandlung geschieht dies durch die Dialysierflüssigkeit.

Obwohl sich im Vergleich zu den Anfängen der Dialyse die technischen Möglichkeiten in atemberaubender Weise verbessert haben, ist es derzeit selbst unter optimalen Bedingungen kaum möglich, mehr als 120 l Blut in einer Therapiesitzung zu behandeln, wobei der zu behandelnde Mensch den limitierenden Faktor darstellt. Denn es ist nur schwerlich mit einer passablen Lebensqualität vereinbar, sich täglich einer mehrstündigen Dialysebehandlung zu unterziehen (akute Umstände hierbei außen vor gelassen). Typischerweise werden Dialysebehandlungen drei Mal wöchentlich durchgeführt und dauern in der Regel zwischen 4 und 5 h. Dieses Dialyseintervall, die Dialysedosis, wird als Daueranordnung vom zuständigen Dialysearzt festgelegt, kann aber aktuellen Umständen entsprechend variiert werden.

Um durch die Dialysebehandlung einen Zustand der relativen Entgiftung zu erreichen, waren bis vor etwa 30 Jahren sehr lange Dialysezeiten von überwiegend mehr als 6 h pro Sitzung notwendig. Die Behandlungszeiten haben sich hauptsächlich durch verbesserte Dialysefilter verkürzt, sodass in 4–5 h Dialysezeit die Serumkonzentrationen harnpflichtiger Substanzen in einen vertretbaren Bereich abgesenkt und durch regulative Transportprozesse die Elektrolytkonzentration im Blut messbar korrigiert werden können. Die gesamte Entwicklung im Dialysebereich hat somit dazu geführt, dass eine Intervallbehandlung von 3 Dialysen pro Woche eine ausreichende Entgiftung gewährleistet und zusätzlich die Lebensqualität auf einem moderaten Niveau erhalten bleibt.

5.2 Theorie der praktischen Durchführung

Die bei der Standardhämodialyse verwendeten Materialien bestehen im Wesentlichen aus drei miteinander kompatiblen Hart- und Weichplastikelementen: arterielles Schlauchsystem, venöses Schlauchsystem und dazwischen der Dialysefilter.

Die meisten moderneren Geräte verwenden sog. Kassettensysteme zur einfacheren Montage am Dialysegerät; bei älteren Geräten werden die verschiedenen Elemente einzeln verbaut.

Um eventuelle Produktionsreste sicher zu entfernen, muss das gesamte extrakorporale System vor einer Dialysebehandlung gründlich gespült werden, was als Priming bezeichnet wird. Hierfür wird traditionell isotonische Kochsalzlösung verwendet (NaCl 0,9 %). Je nach Dialysegerät erfolgt das Priming automatisiert oder manuell. Bei vielen Dialysegeräten ist auch ein sog. Online-Priming (bicarbonathaltige Dialysierflüssigkeit) möglich.

Auf der Umgehungsstrecke außerhalb des Körpers hat das Patientenblut Kontakt mit Fremdmaterialien und an verschiedenen Stellen mit Luft. Um die natürliche Reaktion des Körpers auf diese Situation zu beeinflussen, wird pharmazeutisch die Gerinnungszeit verlängert, was seit Markteinführung des Heparins (und inzwischen auch von Alternativpräparaten) mit deutlich weniger Nebenwirkungen verbunden ist als in den Anfangsjahren der Dialyse, in denen (unzureichend gereinigtes) Hirudin verwendet wurde.

Mit der bereits erwähnten Blutschlauchpumpe wird das Blut aus der venösen Entnahmestelle in Geschwindigkeiten von durchschnittlich 200–400 ml pro Minute kontinuierlich (oder intermittierend bei Single-Needle-Behandlung) in eine Richtung in Bewegung gehalten. Hierbei überwacht ein (arterieller) Druckabnehmer vor der (arteriellen) Blutpumpe die Sogkraft, die aufgebracht werden muss, um das Blut vorwärts zu befördern.

Das Blut wird durch den Dialysefilter geleitet, der aus Tausenden von sehr kleinlumigen Hohlfasern besteht (Kapillardialysator), die mithilfe einer Vergussmasse am Bluteingang und am Blutausgang formstabil gehalten werden. Eingefasst sind diese Hohlfasern von einem länglichen Hartplastikgebilde, das über zwei separate Öffnungen verfügt, über die eine genau definierte und vom Dialysegerät überwachte Spülflüssigkeit (Dialysierflüssigkeit) in das Gehäuse hinein- und am gegenüberliegenden Ende wieder hinausgeleitet wird. Der Dialysierflüssigkeitsfluss wird vom Dialysegerät gesteuert, und es sorgt

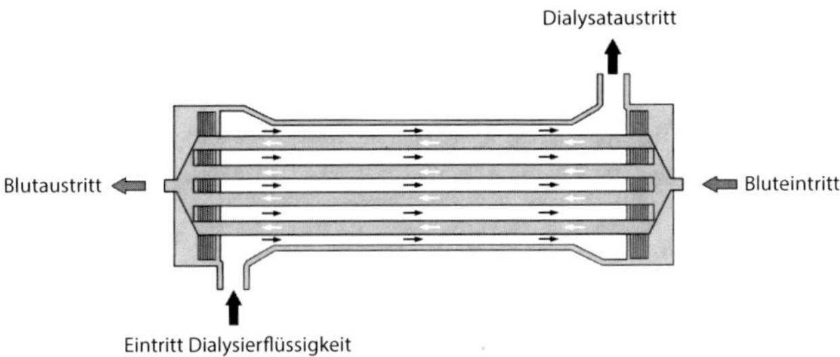

Abb. 5.2 Kapillardialysator mit Blutanschlüssen und seitlichen Anschlüssen für Dialysierflüssigkeit und Dialysat. (Aus Nowak et al. 2009)

für einen permanenten Nachschub an frischem „Spülwasser" (s. Abb. 5.2).

Das Blut fließt im Innern der Hohlfasern, und gleichzeitig werden die Hohlfasern von Dialysierflüssigkeit umspült. Bei diesem Vorgang haben Blut und Dialysierflüssigkeit keinen direkten Kontakt. Durch die Poren der semipermeablen Membran der Hohlfasern kann es somit nicht zu einer Vermischung von Blut und Dialysierflüssigkeit kommen.

Nach der Filterpassage wird das gereinigte Blut – immer noch von der einen Blutschlauchpumpe angetrieben – ins venöse Gefäßsystem des Patienten zurückbefördert. Der Widerstand, den die (arterielle) Blutpumpe hierbei überwinden muss, um das Blut ins Gefäßsystem zurückzuleiten, wird von einem (venösen) Druckabnehmer überwacht, der sich an der Luftfalle befindet, einer meist ultraschallüberwachten Tropfkammer. Nach Passage der Luftfalle gelangt das gereinigte Blut zurück zum Patienten.

5.2.1 Elimination harnpflichtiger Substanzen

Was aber bedeutet die Aussage, dass das Blut „gereinigt" den Dialysefilter verlässt?

Patientenblut mit einer krankheitsbedingt erhöhten Konzentration von harnpflichtigen Substanzen gelangt durch einen etwa bleistiftdicken Blutschlauch (arterielles Blutschlauchsystem mit roter Farbmarkierung) zum Dialysefilter, wo das Blut gezwungen wird, durch tausende feiner Hohlfasern zu fließen, was der Vergrößerung der Kontaktfläche (semipermeable Membran) dient. Diese semipermeable Kontaktfläche im Dialysefilter beträgt durchschnittlich etwa 2 m^2. Die maschinell ins Filtergehäuse eingespeiste Dialysierflüssigkeit und das Blut innerhalb der Hohlfasern sind nur durch die halbdurchlässige Hohlfasermembran voneinander getrennt. In der Dialysierflüssigkeit befinden sich weder Harnstoff noch Kreatinin. Alle Flüssigkeiten aber sind stets bemüht, in ihr gelöste Substanzen nach den Gesetzmäßigkeiten der Brown-Molekularbewegung gleichmäßig zu verteilen. Daher werden sich die Harnstoff- und Kreatininmoleküle des Patienten durch die Membranporen hindurch in die Dialysierflüssigkeit hineinbegeben.

Beispiel

Zur Veranschaulichung: Wird ein Stück Würfelzucker in eine Tasse Kaffee gegeben, wird sich der Zucker auch ohne Umrühren im Laufe der Zeit gleichmäßig verteilen und das Getränk süßen. „Verpackt" man dieses Stück Würfelzucker in einen Teefilterbeutel, wird das Gleiche geschehen. Zuckermoleküle sind so klein, dass die Poren des Teefilterbeutels praktisch gar kein Hindernis darstellen. Im Beutelchen befindet sich also viel, in seiner Umgebung (Kaffee) aber gar kein Zucker. Sodann bewegt sich der Zucker gleichmäßig nach überall hin, bis sich nach einer Weile an jeder Stelle innerhalb der Tasse die gleiche Zuckerkonzentration findet, auch im Teefilterbeutelchen.

Angetrieben durch eine Dialysatpumpe im Innern des Dialysegerätes wird während der gesamten Behandlung permanent frische Dialysierflüssigkeit mit einer Geschwindigkeit von 300–500 ml/min zum Dialysefilter geführt (18–30 l pro Stunde, 72–120 l pro vierstündiger Behandlung). Dies bedeutet, dass hinsichtlich der Urämietoxine ein permanentes Konzentrationsgefälle aufrechterhalten bleibt.

Je größer das Konzentrationsgefälle ist, desto effektiver ist die Eliminationsleistung.

Um die volle Länge des Filters zum Stoffaustausch und zur Elimination von Substanzen auszunutzen, wird das sog. Gegenstromprinzip angewendet. Dieses System erfordert es, sich die Gleichzeitigkeit des Gesamtprozesses vor Augen zu führen. Das Blut im arteriellen Schlauchsystem wird den Dialysefilter stärker mit Giftstoffen beladen erreichen, als es den Filter an seinem Ende wieder verlässt. Beim Verlassen des Filters strömt das Blut – bereits um die meisten seiner harnpflichtigen Substanzen erleichtert – aus den Hohlfasern wieder in das blutführende Schlauchsystem (blau markiert, venöser Teil). Die frische Dialysierflüssigkeit wird im venösen Filterausgangsbereich in das Filtergehäuse eingespült und fließt am arteriellen Filtereingangsbereich wieder hinaus. (Dort ändert sich der Name der Dialysierflüssigkeit und heißt ab hier Dialysat. In der Alltagssprache findet diese Unterscheidung selten Beachtung. Allgemein spricht man stets und an jeder Stelle von „Dialysat".) Dort also, wo die Konzentration an zu eliminierenden oder zu korrigierenden Substanzen bereits im oder unterhalb des therapeutischen Bereiches ist, wird frische Dialysierflüssigkeit eingespeist, um auch bei geringer Konzentration dieser Substanzen noch den größtmöglichen Effekt zu erzielen (◘ Abb. 5.3).

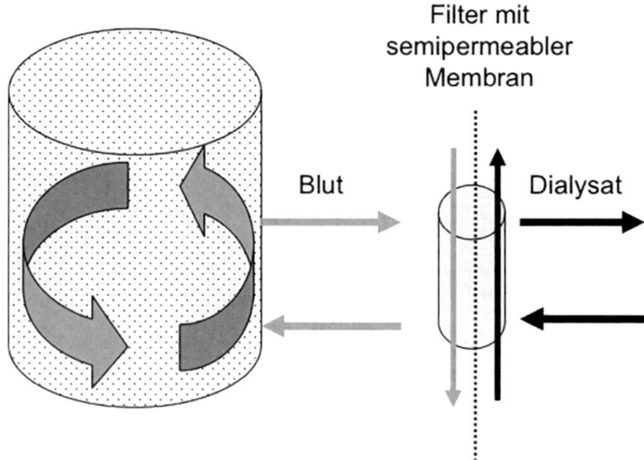

Abb. 5.3 Körper mit Blutkreislauf, von dem Blut zum Dialysefilter gepumpt wird. Dieser durchfließt die Kapillaren des Filters in entgegengesetzter Richtung zum Dialysat (sog. Gegenstromprinzip). (Aus Klingele und Brodmann 2017)

5.2.2 Intradialytische Transportprozesse

Doch weder in den Nieren noch bei der Dialyse geht es nur um harnpflichtige Substanzen, wie die aufmerksame Lektüre der ersten Kapitel dieses Buches zu verstehen gegeben haben sollte. Und anders als bei gesunden Nieren eröffnen die Möglichkeiten einer Dialysebehandlung leider nicht auch gleichzeitig die in ▶ Abschn. 1.2 erläuterten tubulären Fähigkeiten. Das Prinzip bei der Dialysebehandlung lautet: Alles bis zu einer gewissen Größe verlässt die Blutbahn durch die Poren der (künstlichen) semipermeablen Membran, und alles was zu groß ist, verbleibt im Blut. Ohne Gegenarbeit würde dies unweigerlich in einem äußerst ungesunden Desaster enden. Diese Gegenarbeit bedeutet daher, dafür zu sorgen, dass es nicht zu einer Elektrolytentgleisung kommt, denn die kleinen Elektrolyte können sich so ungehindert durch die halbdurchlässige Membran bewegen, als wäre diese gar nicht existent (wie der Zucker in dem zur Veranschaulichung erwähnten Teefilterbeutelchen).

Daher werden der Dialysierflüssigkeit individuell dosiert Elektrolyte beigemischt. Soll also beispielsweise die Kaliumkonzentration im Blutserum des Patienten gesenkt werden, darf die Dialysierflüssigkeit nur wenig Kalium enthalten, damit sich die Kaliummoleküle auf die Wanderung begeben, das Blut verlassen und mit dem Dialysat aus dem Dialysefilter hinaus fließen. Umgekehrt kommt es auch vor, dass ein Patient ein zu niedriges Serumkalium hat. In diesem Fall muss die Dialysierflüssigkeit mehr Kalium enthalten. Die Kaliummoleküle werden dann den umgekehrten Weg gehen und so dem Patientenblut zugeführt.

Durch die Zusammensetzung der Dialysierflüssigkeit wird auf diese Weise die Blutkonzentration von Giftstoffen gesenkt und die Konzentration von Elektrolyten bedarfsindividuell ausgeglichen. Des Weiteren wird durch die wasserseitige (Dialysierflüssigkeit) Zufuhr von Bicarbonat (Natriumhydrogencarbonat) als Puffersubstanz eine Azidose ausgeglichen. Hierzu ist es sicher wissenswert, dass es ein weiterer Meilenstein der Wissenschaft war, als es ab Ende der 1980er-Jahre möglich wurde, Bicarbonat über die Dialysierflüssigkeit direkt zum Einsatz zu bringen. Zuvor war zum Azidoseausgleich Azetat als Beimischung in der Dialysierflüssigkeit verwendet worden, was der Körper in der Leber zu Bicarbonat verstoffwechseln („umbauen") musste, um die gewünschte antiazidotische Wirkung, also die Pufferung, zu erreichen. Schon die Verwendung einer Bicarbonatlösung war bahnbrechend, als jedoch die technischen Möglichkeiten dazu führten, dass Bicarbonatpulver während der Dialysebehandlung maschinengesteuert permanent frisch zubereitet werden konnte, reduzierten sich die dialysebedingten Behandlungskomplikationen ein weiteres Mal erheblich. Hintergrund dieser positiven Entwicklung war, dass sich durch den Einsatz von speziellen Ultrafiltern die Wasserqualität dahin gehend verändert hatte, dass das maschinell aufbereitete Wasser (sog. ultrareine Dialysierflüssigkeit) nachweisbar eine Qualität erlangte, die von einem Medizinprodukt erwartet wird.

Wurde bis vor 2 Jahrzehnten sprachlich noch regelmäßig zwischen Azetat- und Bicarbonat-Hämodialyse unterschieden, so ist der Begriff der Azetat-Dialyse heutzutage kaum mehr bekannt; ausgesprochen selten gibt es noch Dialysepatienten, die mit einer Azetat-Dialyse behandelt werden. Die maschinenseitigen Möglichkeiten dafür sind allerdings nicht mehr bei allen Dialysegeräten vorhanden. Dennoch lautet die gängige korrekte Bezeichnung heutiger Standarddialysebehandlungen vor dem Hintergrund, dass es da eine Azetat-Alternative gibt, Bicarbonat-Hämodialysebehandlung.

5.2.3 Dialyseeffekt im Organismus

Da lediglich die Blutkonzentration bestimmter Moleküle direkt durch die Hämodialysebehandlung verändert werden kann, die extrazelluläre und intrazelluläre Molekülkonzentration dagegen nur indirekt, ist es notwendig, eine möglichst große Menge an Blut zu behandeln.

Zur Veranschaulichung: Der Serumharnstoffwert ist bei Dialysepatienten chronisch erhöht. Wenn das im Dialysefilter weitestgehend von Harnstoff befreite Blut während der Dialysebehandlung in den Körper zurückfließt, sinkt die intravasale Harnstoffkonzentration. Dies bedeutet, dass ein Konzentrationsgefälle zwischen Harnstoff im Intravasalraum und dem Harnstoff im restlichen Körper entsteht (extra- und intrazellulärer Raum). Jener Harnstoff also, der sich im dialysefreien Intervall gleichmäßig im ganzen Körper verteilt hat, wird durch das intradialytisch verursachte Konzentrationsgefälle mobilisiert. So finden während (und eine Weile nach) der Dialysebehandlung die umgekehrten diffusiven Transportprozesse statt. Vom Ort der höheren intra- und extrazellulären Harnstoffkonzentration bewegen sich die Harnstoffmoleküle hin zum Ort der niedrigeren Konzentration, dem Intravasalraum; dort angekommen werden sie zwangsläufig während der laufenden Hämodialysebehandlung über den extrakorporalen Kreislauf am Dialysefilter vorbeigeführt und dort eliminiert.

Die Transportprozesse brauchen Zeit, was die relativ lange Dialysezeit begründet: Es muss für einen guten Eliminationseffekt viel Blut an der Membranoberfläche entlangfließen. Hierbei beabsichtigt die Behandlungsidee, „auf Vorrat" zu arbeiten, also den Serumspiegel harnpflichtiger Substanzen so weit (in den unteren Normwertbereich) zu senken, dass die ausgleichenden Transportprozesse noch lange Zeit nach Beendigung der Dialysebehandlung weiter stattfinden (sog. Rebound). Hinsichtlich der üblicherweise vor Dialysebeginn unterschiedlich ausgeprägten Azidose wird umgekehrt, wie bereits geschildert, eine moderate Erhöhung der Bicarbonatkonzentration im Blut angestrebt.

Es darf nicht unerwähnt bleiben, dass der substanzielle Eliminationsprozess während einer Dialysebehandlung auch Schattenseiten – Grauzonen – hat. Denn einerseits können unbeabsichtigt auch Substanzen verlorengehen (z. B. Albumin), bei denen es wünschenswert wäre, sie dem Organismus zu erhalten, andererseits sind einige Substanzen „schwer zu fassen", wie die sog. Mittelmoleküle (z. B. β_2-Mikroglobulin), die ihren Namen ihrer Molekülgröße (500–15.000 Da) verdanken. Bei wieder anderen Substanzen sind die Möglichkeiten der Elimination aufgrund der Kürze der Behandlungszeit begrenzt, wie beispielsweise bei Phosphat, das nur sehr langsam (von intra- und extrazellulär) ins Blutserum übertritt.

Kontrolle des Therapieerfolges

In ▶ Abschn. „Filtration und Resorption" im Kap. 1 wurden die Begriffe Siebkoeffizient und Clearance vorgestellt. Anders als in der Niere wird durch die Passage des Dialysefilters leider nicht ein Zustand erreicht, der einer vollständigen Entgiftung gleichkommt.

Obwohl also beispielsweise Harnstoff einen Siebkoeffizienten von 1,0 hat, gelingt es bei einer Dialysebehandlung nicht, das Patientenblut hundertprozentig von diesem Molekül zu befreien.

Der Grund dafür ist die Clearanceleistung des verwendeten Dialysefilters, die auch bei optimalen Bedingungen hinsichtlich Blutfluss und Dialysatfluss begrenzt bleibt. Diese Begrenzung und weitere Dialysefiltereigenschaften sind in der Produktbeschreibung der verwendeten Dialysefilter nachzulesen. Allerdings handelt es sich dabei überwiegend um Durchschnittswerte, die unter Laborbedingungen getestet wurden.

Ob die Dialyseeffektivität bei einem Patienten ausreichend ist, wird u. a. über eine Formel ermittelt und dient der Qualitätskontrolle von Dialyseeinrichtungen. Diese Formel – Kt/V – wird alltagssprachlich „K-T-über-V" genannt. Das Ergebnis dieser Harnstoffberechnung sollte bei 1,2 oder höher liegen, um eine adäquate Harnstofflimination zu gewährleisten und den natürlichen (Harnstoff-)Rebound zu berücksichtigen. K steht hierbei für (Harnstoff-)Clearance, t steht für die effektive Dialysezeit und V für das flüssige Patientenvolumen, also etwa 60 % der Körpermasse. Zur Ermittlung des Kt/V wird laborchemisch der Serumharnstoffwert vor und nach der Dialyse analysiert und unter Berücksichtigung von Körpergewicht und effektiver Dialysezeit in ein rechnerisches Verhältnis gesetzt.

Es gibt Dialysegeräte, die über die Dialysatnatriumkonzentration intradialytisch eine Clearance- und Kt/V-Messung durchführen (können).

5.2.4 Flüssigkeitsentzug

Ein bisher unerwähnter, aber äußerst wichtiger Aspekt ist das Thema Wasserentzug.

Die überwiegende Anzahl der Dialysepatienten leidet unter dem Verlust der Ausscheidungsfähigkeit von Wasser am allermeisten, da es unmittelbar und alltäglich die Lebensqualität mindert. Abhängig von der diesbezüglichen Restfunktion muss die tägliche Trinkmenge reduziert werden. Als grober Richtwert wird allgemein empfohlen:

Flüssigkeitsbeschränkung: 500–800 ml Trinkmenge pro Tag plus Menge der Urinausscheidung in 24 h.

Neben Wasser, Kaffee und Tee, Suppen und Soßen zählen auch Obst und Gemüse, Joghurt, Milchspeisen etc., die ebenfalls überwiegend aus Flüssigkeit bestehen, zur täglichen Trinkmenge. So lautet die traurige Konsequenz, dass tatsächlich deutlich weniger als eine Flasche Wasser täglich getrunken werden „darf".

Ein einziger sommerlicher Grillabend bedeutet für Gesunde nicht selten den Konsum von mehreren Flaschen alkoholischer und nicht alkoholischer Getränke. Ganz abgesehen von knackfrischem Salat und einer großen Portion Eis. Und mit der normalen Flüssigkeitsaufnahme ist die Bilanz noch nicht beendet. Salziges Grillgut zwingt den Körper zusätzlich zur Verdünnung, weil das Hormon ADH das Gefühl „Durst" auslöst, um die Homöostase zu erreichen, wie in ► Abschn. 1.2.3 erläutert.

Bei Verlust der Ausscheidungsfähigkeit muss das nicht ausgeschiedene Wasser mithilfe des Dialysegerätes entfernt werden. Doch wie groß war die zugeführte Flüssigkeitsmenge tatsächlich? Um dies „im Blick" zu haben, wird für jeden Dialysepatienten ein individuelles Trockengewicht festgelegt. Es soll dies der Zustand sein, bei dem sich kein überflüssiges Wasser im Körper befindet und der Patient gleichzeitig Wohlbefinden ausdrückt. Dies bedeutet, der Blutdruck ist normal bis niedrig und weder Ödeme noch sonstige Beschwerden (Wadenkrämpfe, Schwindel, Kopfschmerzen, Übelkeit etc.) sind vorhanden. Dieses Trockengewicht wird dokumentiert und dient bei jeder Dialysebehandlung als Berechnungsgrundlage. Dabei muss stets im Blickfeld aller Beteiligten bleiben, dass sich das Körpergewicht auch substanziell ändern kann, also unabhängig von der Trinkmenge, was eine Anpassung des Trocken- oder Sollgewichtes erforderlich machen würde. Bekleidung und akut gewichtsbeeinflussende (dialyseunabhängige) Beschwerden wie Erbrechen, Durchfall und Verstopfung sind ebenfalls zu berücksichtigen. Eine jede Dialyse beginnt damit, dass der Patient sich wiegt. Von diesem Istgewicht wird das Sollgewicht subtrahiert. Das Ergebnis zeigt an, wieviel Flüssigkeit bei der Behandlung entzogen werden muss, um das Soll- bzw. Trockengewicht zu erreichen, wobei die genannten gewichtsbeeinflussenden Faktoren berücksichtigt werden müssen.

Beispiel: Herr „X" hat nach einem sommerlichen Grillabend ein Gewicht von 96,8 kg. Sein Trockengewicht liegt bei 91 kg.

$$\begin{array}{r} 96{,}8\,\text{kg} \\ -\ 91{,}0\,\text{kg} \\ \hline 5{,}8\,\text{kg}\ (\hat{=}\ 5{,}8\,\text{l}) \end{array}$$

Die rechnerisch ermittelte Menge an zu entziehender Flüssigkeit wird Ultrafiltrationsvolumen genannt, abgekürzt UF-Volumen. UF-Volumen geteilt durch Behandlungszeit ergibt die Ultrafiltrationsrate pro Stunde, abgekürzt UF-Rate.

Wichtig

Empfehlenswerte maximale UF-Rate: 1 l/h
(bei kritischen Patienten: maximal 0,8 l/h)

Bei Anwendung von Spezialprogrammen (siehe Behandlungsmodifikationen beim Flüssigkeitsentzug) kann von dieser Faustregel abgewichen werden, deren Hintergrund sich mit den intrakorporalen Verteilungsgesetzen erklärt: Wird dem Blut zu schnell zu viel Flüssigkeit entzogen, schafft es der Körper nicht mehr adäquat, die exakte Flüssigkeitsverteilung im Sinne der Fässchentheorie nach Servos zu bewerkstelligen; Komplikationen (Wadenkrämpfe, Kreislaufabfall) sind zu erwarten.

Doch die Berechnung der zu ultrafiltrierenden Flüssigkeitsmenge ist noch nicht beendet. Dialysepatienten werden heutzutage standardmäßig volumenneutral an das Gerät angeschlossen, um eine Kreislaufstabilität zu gewährleisten. Volumenneutral bedeutet, dass arterieller und venöser Blutschlauch gleichzeitig am Patienten konnektiert werden. Die nach der Vorbereitung im Blutschlauchsystem befindliche Menge an Primingflüssigkeit wird dabei infundiert. (Dialyseumgangssprache: „nass anhängen“). Bei Vorliegen einer symptomatischen Überwässerung wird dieses Verfahren meist volumendefizitär modifiziert. Beim Ablegen vom Dialysegerät wird ebenfalls Flüssigkeit infundiert, um das Blut aus dem Blutschlauchsystem zum Patienten zurückzuspülen. Diese Flüssigkeitsmengen werden im Voraus mitberechnet und erhöhen die errechnete Ultrafiltrationsmenge. Auch geplante Infusionen und Transfusionen sowie Getränke werden miteinkalkuliert.

Um also dem lebensfrohen Herrn X die 5,8 l Flüssigkeit plus ca. 0,5 l zusätzliche Flüssigkeitsmenge komplikationslos zu entziehen, wären 6,3 h Dialysebehandlung notwendig, was er, so viel ist gewiss, rigoros ablehnen wird. Die Organisationsstruktur von Dialyseeinrichtungen gestattet eine moderate Verlängerung der Dialysezeit auch nur in Ausnahmesituationen, zu denen sich ein sommerlicher Grillabend in aller Regel nicht zählen darf.

Zum Zeitpunkt des Dialysebeginns hat sich der Körper des Patienten bereits im Rahmen seiner Möglichkeiten selbst geholfen. Die ersten Kapitel dieses Buches haben gezeigt, dass die Flüssigkeitsverteilung in Intra- und Extrazellularraum sowie Intravasalraum so geregelt ist, dass die prozentuale Verteilung ungefähr gleichbleibend ist. Eine erhöhte Flüssigkeitsaufnahme führt zunächst zu einem Verdünnungsprozess mit Anstieg der Blutmenge. Bei insuffizienten Nieren kann die Ausscheidung überwiegend nicht, und wenn doch, nur in geringem Maße, pharmazeutisch forciert werden; unter Umständen ist gar keine Urinausscheidung möglich (z. B. Verlust beider Nieren). Um dem naturgemäßen Druckanstieg bei Hypervolämie entgegenzuwirken, verteilt der Körper die überschüssige Flüssigkeit um: Zunächst in den Extrazellularraum und schließlich verlangsamt und weniger ausgeprägt auch in den Intrazellularraum. Als Ergebnis dieser Umverteilung entstehen Ödeme (Unterschenkelödeme, Lidödeme). Nach dem dialysefreien Intervall verläuft mit dem Behandlungsbeginn die Wasserverschiebung genau umgekehrt: Über das Dialysegerät wird dem Blut unter Anwendung von Sog überschüssige Flüssigkeit entzogen. Daraufhin wird so schnell wie möglich Flüssigkeit aus dem Extrazellularraum in den Intravasalraum transportiert sowie, jedoch verlangsamt, Flüssigkeit aus dem Intrazellularraum in den Extrazellularraum. Die Ödeme bilden sich zurück, allerdings etwas zeitverzögert. Das „Wiederauffüllen" des Intravasalraumes heißt in der Fachsprache Refilling. Zugrunde liegt das Bestreben des Organismus, alle Flüssigkeitsräume im richtigen prozentualen Verhältnis gefüllt zu haben. Wie bei der Giftstoffentfernung muss die Dialyse hinsichtlich des Wasserentzuges „auf Vorrat" arbeiten, sodass die Refillingprozesse noch eine Weile nach der Behandlung anhalten können. Hierzu muss ein moderates Volumendefizit durch die Dialysebehandlung erreicht werden.

Refilling

Die Fähigkeit des Körpers, das durch die Dialyse in der Blutbahn verursachte Flüssigkeitsdefizit wieder aufzufüllen, ist von zentraler Bedeutung. Schafft ein Patient diese Leistung nicht, ist ein Dialysezwischenfall im Sinne eines Kreislaufabfalles vorprogrammiert; die Patienten geraten in einen

Volumenmangelschock. Da bei Dialysepatienten während der Hämodialysebehandlung engmaschig der Blutdruck kontrolliert wird, erlaubt die Tendenz der Messergebnisse diesbezüglich eine gute Einschätzung. Eine problematische Refillingsituation kündigt sich in aller Regel durch ein Absinken des Blutdruckes an.

Sehr häufige Symptome für einen Kreislaufabfall sind:

- Stuhldrang
- Gähnen
- Verschwommenes Sehen
- Blässe
- Feucht-klamme Haut
- Maschinenseitig: arterielle Blutflussprobleme

Erfahrene Dialysefachkräfte sind in der Lage, im Falle eines Kreislaufabfalles das ursächliche Blutvolumendefizit rasch auszugleichen:

- Kopftieflage
- Stoppen des Volumenentzuges (UF-Pause)
- Verabreichen von NaCl 0,9 %

Bei jeder Veränderung des Wohlbefindens während einer Hämodialysebehandlung muss zunächst eine mangelhafte Refillingsituation angenommen und initial als Blutvolumenmangelschock behandelt werden.

Doch woher sollen Dialysegerät oder Dialysefachpersonal wissen, wie es um die Refillingfähigkeiten eines Patienten bestellt ist? Wie sollen Herrn X 6,3 l Flüssigkeit komplikationslos aus der Blutbahn entzogen werden, eine Menge, die nur geringfügig unter der mutmaßlichen Gesamtblutmenge seines Organismus liegt?

Faustregel zur Abschätzung der Blutmenge eines Menschen ohne Berücksichtigung des Geschlechts: 8 % des Körpergewichtes.

(Bei Herrn X wären dies 8 % von 91 kg, also 7,28 l.)

Da bei mangelhaftem Refilling die Konzentration fester Blutbestandteile relativ zur Gesamtblutmenge ansteigt („Eindicken des Blutes"), haben Wissenschaftler im Verlauf der letzten beiden Jahrzehnte erfolgreich daran gearbeitet, eine unblutige Methode der Detektion dieses Zustandes während der laufenden Behandlung zu realisieren, die sog. Blutvolumenmessung (BVM). Diese gibt stets aktuell Aufschluss darüber, welche Flüssigkeitsmenge vom Organismus noch nicht refillt werden konnte (Hämoglobin- bzw. Hämatokritmessungen). Ein auffälliger Abfall des Blutvolumens (BV) zeigt nicht selten noch vor einem messbaren Blutdruckabfall die bevorstehende Stresssituation an, was der zuständigen Pflegefachkraft die Möglichkeit bietet, weit vor einem Kreislaufabfall präventiv einzugreifen, indem beispielsweise eine Behandlungspause (UF-Pause) eingelegt wird, in der der Patient Gelegenheit bekommt, das Flüssigkeitsdefizit im Intravasalraum aufzufüllen. Bessert sich die Refillingsituation nach Angabe des Blutvolumensensors nicht, sollte überdacht werden, ob womöglich vorzeitig der Trockenzustand erreicht ist. Dies kommt bei Rechenfehlern gelegentlich vor, aber auch, wenn sonstige Entzugsvolumenrechengrößen falsch beurteilt wurden, beispielsweise bei substanzieller Gewichtszunahme, veränderter Bekleidung oder Obstipation.

Es gibt Dialysegerätehersteller, die die Option der Blutvolumenmessung in ihren Geräten integriert haben, was im Dialysealltag zuverlässig und richtungsweisend bei jenen Patienten funktioniert, die die körpereigene Fähigkeit zur Regulierung des Flüssigkeitshaushaltes eingebüßt haben. Bei den übrigen Patienten sind die entsprechenden Messergebnisse rein informativ.

Um einen hohen Volumenentzug bei Patienten individuell an die Refillingsituation angepasst zu steuern, ist es möglich, die gesamte Behandlung auf Basis der Blutvolumenmessung durchzuführen. Die Gerätehersteller bieten Schulungen an, die dieses Verfahren genau erklären.

Zu beachten ist stets, dass in aller Regel besonders gegen Ende der Behandlung die Refillingmöglichkeiten aller Dialysepatienten erschöpft sind. Kurz vor Erreichen des Trockengewichtes ist salopp ausgedrückt, nicht mehr viel zu holen. Es ist dies verständlicherweise auch der Zeitraum, in dem Kreislauf- und sonstige Komplikationen zu erwarten sind. Und so wie Patienten einen blutdruckmäßig individuellen Wohlfühlbereich haben, verfügen sie auch über eine individuell verträgliche Blutvolumendefizitspanne. Während die einen ein großes Volumendefizit gut vertragen, stellen sich bei anderen bereits bei geringem Defizit symptomatische Beschwerden ein.

Behandlungsmodifikationen beim Flüssigkeitsentzug

Bestimmte individuelle Gründe können es erforderlich machen, von der empfohlenen UF-Ratenbegrenzung (1,0, bzw. 0,8 l/h) abzuweichen. Um hierbei die Kreislaufsituation stabil zu halten, insbesondere zum Ende der Behandlungszeit, haben sich zwei gängige Verfahren etabliert: isolierte Ultrafiltration und Profilsteuerung.

Eine unschöne weitere Möglichkeit ist es, zum Zwecke des Flüssigkeitsentzuges und/oder zur Senkung des Trockengewichtes eine Zusatzdialyse als vierte Behandlung in einer Woche durchzuführen.

Isolierte Ultrafiltration

Diese Behandlungsvariante, alltagssprachlich auch Iso-UF, Bergström oder sequenzielle Dialyse genannt, ermöglicht einen hohen Wasserentzug in kurzer Zeit unter gleichzeitiger Einbuße von effektiver Dialysezeit (Diffusionszeit). Ein konvektiver Molekültransfer bleibt durchaus erhalten, ist aber im Effekt nicht vergleichbar mit der diffusiven Leistung bei einer Standardhämodialysebehandlung. Maschinenseitig wird der Zufluss der Dialysierflüssigkeit unterbunden, was jedes Dialysegerät in irgendeiner Weise optisch anzeigt. Über den Dialysatabfluss wird ein sehr hoher negativer Druck (Sog) im Dialysefilter aufgebaut. Dieser Sog entfaltet seine Wirkkraft an der Filtermembran, wo sich unter dieser Krafteinwirkung das Wasser aus dem Blut heraus in das Filtergehäuse bewegt und über den Dialysatausgang abfließt. Das Dialysegerät überwacht die Genauigkeit der Flüssigkeitsabnahme.

Aufgrund der eingeschränkten Diffusion sollte eine isolierte Ultrafiltration niemals zu Beginn einer Hämodialysebehandlung eingeschaltet werden, weil der Volumenentzug zu einem kurzfristigen (relativen) Anstieg von Urämietoxinen und Elektrolyten im Blutserum führen kann. Eine alte Dialyseweisheit lautet, dass Hypervolämie meistens mit Hyperkaliämie einhergeht. Um eine Hyperkaliämie nicht zu forcieren, sollte diese zunächst über den diffusiven und antiazidotischen Hämodialyseeffekt (Bicarbonatpufferung) korrigiert werden.

Die Ausführungen zur Dialyseeffektivität (Kt/V) aus ► Abschn. 5.2.4 haben aufgezeigt, dass die Diffusionszeit während der Dialyse von großer Bedeutung für die Qualität der Behandlung ist. Isolierte Ultrafiltration sollte als Behandlungsvariante deshalb achtsam überdacht werden. Eine Möglichkeit der Kompensation ist es, die Gesamtbehandlungszeit um die Zeit der isolierten Ultrafiltration zu verlängern. Eine weitere Möglichkeit ist es, die Zeit der isolierten Ultrafiltration sehr kurz zu halten, was den zusätzlichen Effekt hat, dass dies besonders gut toleriert wird.

Geräteeinstellung: Eine gebräuchliche Richtgröße für die isolierte Ultrafiltration lautet: 2 l Ultrafiltrationsrate pro Stunde.

Auf ärztliche Anordnung kann diese Ultrafiltrationsrate für 10–30 min programmiert werden, wodurch Flüssigkeitsmengen zwischen 0,35 l (10 min) bis 1,0 l (30 min) aus dem Intravasalraum entfernt werden können.

Aufgrund der verminderten Diffusion ist es nicht üblich, das Verfahren länger als eine halbe Stunde anzuwenden.

Zu beachten ist ferner, dass in Abhängigkeit vom Gerätetyp unterschiedliche Gesamtzeiteinstellungen vorgenommen werden müssen; nicht unerheblich ist hierbei, dass ein besonderes Augenmerk auf die Heparinisierung gelegt werden muss, wenn diese kontinuierlich erfolgt. Das zentrumsindividuelle Vorgehen sollte von erfahrenem Dialysefachpersonal vermittelt werden.

Profilsteuerung

Eine elegante Lösung bei Überwässerung ist die Anwendung einer Profilsteuerung. Hierbei wird die Ultrafiltrationsrate von einem moderat erhöhten Startwert ausgehend maschinengesteuert kontinuierlich abgesenkt. Der überwässerte Zustand eines Patienten erlaubt besonders in der ersten Hälfte der Dialyse eine erhöhte Flüssigkeitsabnahme, weil sich ausreichend überschüssige Flüssigkeit frei in der Blutbahn befindet. Durch eine Profilsteuerung kann dies gut ausgenutzt werden. Gleichzeitig wird die Ultrafiltrationsrate gegen Ende der Behandlung deutlich abgesenkt, was das intradialytische Komplikationsrisiko in dieser Zeitspanne reduziert (s. ◘ Abb. 5.4).

Bestimmte physikalische Gegebenheiten können zusätzlich während einer Profilsteuerung nutzbar gemacht werden. Hierbei handelt es sich um Natrium-, Bicarbonat- und Temperaturprofile, die bedarfsentsprechend zugeschaltet werden können. Mit einem erhöhten Dialysatnatrium zu starten, fördert beispielsweise die Flüssigkeitsmobilisation, wobei gleichzeitig zu beachten ist, dass die Gesamtnatriumdosis nicht zu hoch gewählt werden sollte, um postdialytischen Durst zu vermeiden. Ebenso kann die Bicarbonat- und Temperatursteuerung den Behandlungskomfort verbessern.

Eine sehr patientenindividuelle Lösung stellen die an dem tatsächlichen Blutvolumendefizit und der individuellen Refillingleistung orientierten programmierten Behandlungsprofile dar (HemoControl – Gambro/Baxter, HemoMaster – Nikkiso).

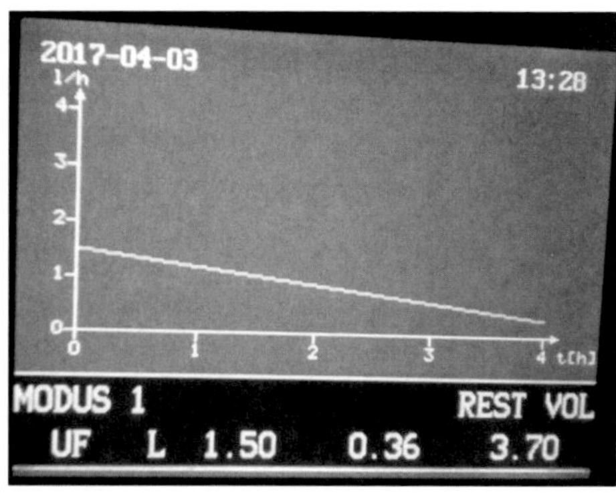

Abb. 5.4 Grafische Darstellung einer Profilsteuerung im Display des Dialysegerätes (hier: Gambro, AK 100)

5.3 Geräterundgang – Bauteile und Begriffe

Alle theoretischen Ausführungen ersetzen nicht die praktischen Erfahrungen mit dem Dialysegerät, weshalb die folgenden Bauteile und Begriffe nicht vollumfänglich das ganze Spektrum von Hämodialysegeräten abbilden (können).

5.3.1 Blutschlauchsystem

Das arterielle (rote Markierung) und venöse (blaue Markierung) Blutschlauchsystem verfügen an beiden Enden über eindeutig zuzuordnende Konnektionsstellen. Bei diesen Schraubverschlüssen handelt es sich einerseits um Luer-Lock®-Anschlüsse, die mit dem Gefäßzugang des Patienten verbunden werden, andererseits um deutlich größere Flügelschrauben, die universal in Dialysatorgewinde passen.

Um einer Hämolyse (Zerstörung von Blutzellen) vorzubeugen, darf es nicht zu Abknickungen im Schlauchsystem kommen. Verpackungsbedingte Verdrehungen müssen aufgelöst werden.

In aller Regel sind kurze Führungsschienen am Dialysegerät angebracht, um die Blutschläuche richtig einzufädeln. Hierbei gibt es unabhängig vom verwendeten Dialysegerät bei der Standardhämodialysebehandlung einige Stationen:

Arterielles Schlauchsystem
- Roter Luer-Lock®-Anschluss
- Zuspritzstellen (Schlauch mit Quetschklemme und Luer-Lock®-Anschluss, kanülengeeignete gummierte Zuspritzstelle)
- Geräteseitige Sicherheitsquetschklemme
- Arterieller Druckabnehmer
- Arterielle Blutpumpe
- Heparinleitung
- Arterieller Luftblasenfänger („Bubblecatcher“)
- Evtl. Filtereingangsdruckmessung
- Rote Flügelschraube

Venöses Schlauchsystem
- Blaue Flügelschraube
- Zuspritzstellen (Schlauch mit Quetschklemme und Luer-Lock®-Anschluss, kanülengeeignete gummierte Zuspritzstelle)
- Luftfallenkammer
  - mit Sieb
  - mit venösem Druckabnehmer
  - mit Zuspritzstellen (Schlauch mit Quetschklemme und Luer-Lock®-Anschluss)
- Geräteseitige Sicherheitsquetschklemme
- Blauer Luer-Lock®-Anschluss

Arterieller Druckabnehmer

Vor der arteriellen Blutschlauchpumpe ist eine Drucküberwachung am Dialysegerät eingebaut, der arterielle Druckabnehmer. Es handelt sich dabei um eine bauartlich unterschiedlich gestaltete Abzweigung vom arteriellen Schlauchsystem, die generell – bei allen Geräten – vor der arteriellen Pumpe liegt. Bei ausreichendem Angebot hat die sensorische Drucküberwachung des Druckabnehmers keinen Anlass, Alarm auszulösen. Die arterielle Druckanzeige am Dialysegerät wird dann durch einen geringgradig negativen Zahlenwert anzeigen, dass es eine gewisse Anstrengung darstellt, den Schlauchinhalt zu befördern, weil die Kraft der Pumpe in aller Regel stärker ist als der Nachschub aus dem Blutgefäß. Da der Drucksensor vor der Blutpumpe Zugang zur Umgebungsluft bzw. der Luft im Innern der Maschine hat, wird bei mangelndem Blutangebot über den arteriellen Drucksensor Luft gezogen. Im Innern des Dialysegerätes ist der Drucksensor mit einem Messinstrument verbunden, das den Luftsog für den Anwender in mmHg am Gerät ablesbar macht. Dieses maschinenseitige Messinstrument hat Grenzwerte, die nicht über- oder unterschritten werden dürfen. Geschieht dies doch, wenn beispielsweise die Nadel nicht korrekt im Blutgefäß liegt und die Blutpumpe nicht Blut ansaugt, sondern jene Luft über den Drucksensor, so löst das Messinstrument bei Erreichen des Grenzwertes optischen und akustischen Alarm aus. Dies ist einer der sog. primären Alarme, der umgehend die Blutpumpe stoppt.

Venöser Druckabnehmer

Bei der venösen Drucküberwachung verhält es sich ganz ähnlich. Ein Druckabnehmer an der Luftfalle überwacht den Einlaufdruck des Blutes zurück in den venösen Gefäßzugang. Dieser Venendruck ist unter normalen Umständen positiv.

Immer noch angetrieben durch die arterielle Blutschlauchpumpe (im normalen Standarddoppelnadelmodus) wird das

Blut in den venösen Gefäßzugang befördert. Kann das Blut dort nicht frei abfließen, staut es sich ins Schlauchsystem zurück. Die kontinuierliche Blutschlauchpumpenbewegung jedoch verhindert, dass das Blut innerhalb des Schlauchsystems weit zurück gelangen kann. Unter diesen Bedingungen verdrängt das Blut jene Luft, die sich zwischen Luftfalle und Drucksensor befindet. Liegt eine Abflussbehinderung vor, verursacht der geschilderte Rückstau in den Druckabnehmer einen sprunghaften Anstieg des Venendruckes. Übersteigt dieser den programmierten oberen Grenzwert (es gibt auch einen unteren, der nicht unterschritten werden darf), wird ein primärer Alarm ausgelöst, optisch und akustisch, der die grenzwertgesteuerte Blutpumpe zum Stillstand bringt.

Luftfalle

Eine lebensbedrohliche Luftembolie ist sicher die am meisten gefürchtete Komplikation bei extrakorporalen Kreisläufen. Um dies zu verhindern, sind alle Dialysegeräte kurz vor der venösen Rückgabestelle mit einem zylindrisch geformten Luftfänger ausgestattet, in den das Blut von unten hineinfließt, sodass eventuelle Luftblasen den physikalischen Gesetzen entsprechend nach oben steigen müssen. An oder nach dieser Luftfalle wird durch Ultraschallmessung Luft detektiert. Weil dieses Bauteil hochsensibel arbeitet, kommt es nicht selten zu Fehlalarmen. Jeder Luftfallenalarm verursacht als Alarm erster Priorität umgehend ein Stoppen der Blutpumpe(n) und ein Verschließen der geräteseitigen Quetschklemmen.

Wichtig

Jede Dialysefachkraft ist verpflichtet, die korrekte Befüllung (alltagssprachlich: Spiegel) des Luftfängers vor Anschluss des Patienten zu prüfen.
Jede Dialysefachkraft richtet bei jeder sich bietenden Gelegenheit ihren Blick auf die Luftfalle, um Zustand und Befüllung zu prüfen.

Die Luftfalle weist eine Besonderheit auf: In ihrem Bodenbereich, vor dem Übergang in das zum Patienten führende Schlauchsystem, befindet sich ein feines, engmaschiges Sieb. Dieses soll eventuelle Koagel und Partikel in makroskopischer Größe an der Passage hindern.

Im Falle einer kompletten oder teilweisen Verklottung setzt sich dieses Sieb unter Umständen sehr rasch zu. Damit verursacht es eine Abflussstörung mit stark ansteigendem Venendruck.

Arterieller Luftblasenfänger

Vor der arteriellen Flügelschraube, die mit dem Dialysefilter verschraubt wird, befindet sich ein zylindrischer Luftblasenfänger, meist Bubblecatcher genannt. Dieser dient dem Zweck, eventuelle Luftblasen abzufangen, um einen Lufteintritt in den Dialysefilter zu verhindern.

Messung des Filtereingangsdruckes

Nicht an allen Dialysegeräten gibt es die Möglichkeit der Filtereingangsdruckmessung über einen PBE-Druckabnehmer (PBE: „pressure blood entrance"), der im arteriellen Teil des Schlauchsystems unmittelbar vor dem Dialysefilter verbaut ist. Ein ungewöhnlicher Anstieg des PBE zeigt an, dass die arterielle Blutpumpe am blutseitigen Filtereingang auf Widerstand stößt. Dies lässt erahnen, dass sich vermehrt Hohlfasern im Dialysefilter zugesetzt haben. Früh genug erkannt, kann mithilfe des PBE-Druckmessers eine Systemverklottung verhindert werden.

Heparinleitung

Obgleich heutzutage eine bescheidene Auswahl von Alternativpräparaten zur Verfügung steht, bleibt Heparin das meistverwendete antikoagulatorische Medikament, weshalb sich der Begriff Heparinleitung in Dialyseeinrichtungen etabliert hat.

Die Heparinleitung muss sich immer nach der arteriellen Blutpumpe befinden, da es ansonsten zu einer unkontrollierten Applikation durch die Saugkraft der Blutpumpe kommen kann.

Dialysegeräte haben eine integrierte Spritzenpumpe zur computergesteuerten sukzessiven Verabreichung von verdünnter Heparinlösung. Über die Einstellungen wird nicht nur die Menge programmiert, sondern auch, ob und zu welchem Zeitpunkt vor Ende der Behandlung die Applikation enden soll.

Zuspritzstellen

Um Blut zu entnehmen oder Medikamente zu verabreichen, gibt es am Blutschlauchsystem mehrere Zuspritzstellen, wahlweise Schläuche mit Quetschklemmen und Luer-Lock®-Anschluss oder kanülengeeignete gummierte Zuspritzstellen. Empfehlenswert ist die Verwendung von Rückschlagventilen.

Wichtig

Generell gilt: Blutentnahmen ausschließlich vor dem Dialysefilter (außer bei Probeentnahmen zu Testzwecken). Medikamentenverabreichung (ausgenommen Antikoagulation, ausgenommen Erythrozytenkonzentrate) ausschließlich nach dem Dialysefilter.

5.3.2 Dialysatoren – High-Flux- und Low-Flux-Membranen

Zwischen arteriellem und venösem Schlauchsystem wird der Dialysator, der Dialysefilter integriert.

Es handelt sich um Hohlfaserkapillardialysatoren, die entsprechend ihrer Membranporengröße in Low-Flux- und High-Flux-Filter unterschieden werden. Auch gibt es unterschiedliche Membranstrukturen, wobei symmetrische Membranen seltener verwendet werden als asymmetrische Membranen. Die Membranporengröße bestimmt, welche Flüssigkeitsmenge in ml pro mmHg angewandtem Druck (Sog) die Membran passieren. Dies ist der Ultrafiltrationskoeffizient, und die filterindividuellen Werte sind in der Produktinformation („Beipackzettel") aufgeführt, die jedem Karton mit Dialysatoren beiliegt.

Wichtig

Low-Flux: UF-Koeffizient unter 10 ml/mmHg
High-Flux: UF-Koeffizient über 10 ml/mmHg

Um das Spektrum der eliminationsfähigen Substanzen zu erweitern, hat es sich zunehmend etabliert, standardisiert High-Flux-Filter statt Low-Flux-Filter zu verwenden, was erst möglich wurde, als Gerätetechnik und Wasserqualität sich auf das heutige Level verbessert hatten, sodass unerwünschte patientenseitige Volumenverluste über den High-Flux-Filter nahezu ausgeschlossen werden konnten.

Low-Flux-Filter sind sehr gut geeignet für Erstdialysen. Da ihr Porendurchmesser nur kleine Moleküle (unter 500 Da) passieren lässt, werden Dialysepatienten meistens nach der Eingewöhnungsphase auf High-Flux-Filter umgestellt, die auch größere Moleküle, die Mittelmoleküle, eliminieren.

Eine neue Generation von Dialysefiltern ist jüngst von der Firma Baxter auf den Markt gebracht worden, der Theranova®-Dialysator. Mit der Möglichkeit, auch große Mittelmoleküle bis 45.000 Da zu entfernen, ist sein Eliminationsspektrum im Vergleich zu herkömmlichen High-Flux-Filtern deutlich vergrößert.

5.3.3 Priming

Abhängig davon, ob ein Hämodialysegerät ein automatisches Priming durchführt oder der Füllvorgang in Einzelschritten vom Fachpersonal durchgeführt wird, ist beim Aufbau der Materialien die Position des Dialysefilters unterschiedlich. Aufgrund des Gegenstromprinzips muss der Dialysefilter so verbaut werden, dass eine luftfreie Befüllung sowohl der Blutseite als auch der Wasserseite erfolgen kann. Hierfür ist es unerlässlich, beim Vorbereiten des Gerätes stets zu wissen, welche Flüssigkeit zu welchem Zeitpunkt in welche Richtung fließt.

Während der Behandlung befindet sich der Bluteingang des Filters oben. Eventuelle Luftblasen, die der Bubblecatcher nicht hat fassen können, verbleiben dann im oberen Dialysatorbereich vor Kontakt mit den Hohlfasern. Luft in den Hohlfasern begünstigt deren intradialytischen Verschluss durch Koagulation des Blutes.

5.3.4 Materialdefekte

Alle Materialien, die zur Herstellung eines extrakorporalen Kreislaufs verwendet werden, können trotz der heutzutage enorm hohen Qualität Defekte aufweisen. Diese können auf die Produktion, aber auch auf Lagerung und Anwendung zurückzuführen sein. Bis auf seltene Ausnahmen werden solcherlei Defekte bereits frühzeitig beim Vorbereiten des Dialysegerätes entdeckt, bevor der Patient angeschlossen wird. Je nachdem, an welcher Stelle ein unentdeckter Defekt jedoch lokalisiert ist, ergeben sich unterschiedliche Probleme:

- **Poröse Defekte jeder Größe, die sich im extrakorporalen System von der Entnahmestelle im Blutgefäßsystem bis zum Erreichen der arteriellen Blutschlauchpumpe befinden, verursachen eine Luftansaugung ins extrakorporale System (verursacht durch die zurückwirkende Sogkraft der Blutpumpe).**

- **Poröse Defekte, die nach der arteriellen Blutschlauchpumpe bis zur Rückgabestelle im Blutgefäßsystem des Patienten lokalisiert sind, verursachen einen Blutaustritt aus dem extrakorporalen System (verursacht durch die nach vorwärts wirkende Schubkraft der Blutpumpe).**

5.3.5 Wichtiges Zubehör

Folgende Utensilien müssen immer sofort am Dialysegerät griffbereit sein:
- Schlauchklemmen (3–5 Stück)
- NaCl 0,9 % (250-ml- oder 500-ml-Beutel mit Knickverschlüssen oder Glasflaschen mit Infusionssystem)

In relativer Nähe zum Behandlungsplatz sollten griffbereit liegen:
- Blutdruckgerät
- Stethoskop
- Handschuhe (unsteril)
- Händedesinfektionsmittel
- Tupfer
- Stauschlauch

5.3.6 TMP – Transmembrandruck

Der TMP-Wert dient der Behandlungsüberwachung. Bei der heute üblichen Volumensteuerung wird der Flüssigkeitsentzug (Ultrafiltration) druckgesteuert realisiert. Hierfür errechnet das Dialysegerät auf der Grundlage der Behandlungsparameter (Ultrafiltrationsmenge und Behandlungszeit) den notwendigen TMP-Wert.

❯
- **Ein positiver TMP-Wert bedeutet, dass vom Dialysegerät an der Membran Sog aufgebracht werden muss, um dem Blut Flüssigkeit zu entziehen.**
- **Ein negativer TMP-Wert bedeutet, dass vom Dialysegerät ein Gegendruck aufgebracht werden muss, um einen ungewollten Flüssigkeitsverlust zu vermeiden.**

5.3.7 Dialyseregime

Die zusammengefasste patientenindividuelle Behandlungsanordnung heißt fachsprachlich Dialyseregime. Bei Verlegung, Neuaufnahme, Krankenhauseinweisung und Krankenhausentlassung werden die Dialyseinformationen – das Dialyseregime – in der Regel gesondert von Arzt-/Krankenhausberichten direkt den Dialyseeinheiten übermittelt. Eine Dialyseinformation („Dialyseinfo") enthält Folgendes:

- Behandlungsdauer
- Trockengewicht und durchschnittlicher Flüssigkeitsentzug
- Antikoagulation (ggf. Dauerantikoagulation/INR-Messungen)
- Gefäßzugang (mit Lokalisation/Seitenangabe sowie ggf. übliche Punktionskanülengröße)
- Dialysat-Kalium
- Dialysat-Natrium
- Dialysat-Calcium
- Dialysat-Bicarbonat
- Dialysemedikation (Erythropoetin, Eisen, Cholecalciferol)
- Ggf. Anordnung von Blutzuckermessungen
- Gemittelte Blutdruckwerte
- Unverträglichkeiten
- Besonderheiten (z. B. Kollapsneigung)

5.3.8 Gerätedesinfektion

Dialysegeräte müssen thermisch desinfiziert sein, um für die Behandlung eingesetzt werden zu dürfen.

Eine Heißdesinfektion von Hämodialysegeräten dauert insgesamt, abhängig vom Gerätetyp, etwa 30–45 min, wovon ca.

20 min eine Temperatur von durchschnittlich 85–90 °C gehalten wird.

Um Verkalkungsproblemen vorzubeugen, wird in aller Regel Zitronensäure verwendet. Diese kann mit der vorgeschriebenen Heißdesinfektion kombiniert werden.

Zur effektiven Beseitigung von sonstigen Ablagerungen werden regelmäßig chemische Reinigungsmittel angewendet. Chemische Desinfektionsprogramme haben Laufzeiten von bis zu einer Stunde.

Zur Überprüfung der Desinfektionsmittelfreiheit nach Abschluss der Desinfektion stehen Indikatorpapiere zur Verfügung.

Dialyseeinrichtungen handhaben die Organisation der Desinfektionen unterschiedlich, jedoch in aller Regel in Übereinstimmung mit den „Leitlinien für angewandte Hygiene in Dialyseeinrichtungen" (Herausgeber: Deutsche Gesellschaft für angewandte Hygiene in der Dialyse e. V.). Unabhängig von den internen Gepflogenheiten muss darauf geachtet werden, dass auch (Ersatz-)Geräte, die nicht verwendet wurden, nur maximal 2–3 Tage ohne Desinfektion einsatzbereit bleiben.

Bei Infektionskrankheiten gelten unter Umständen gesonderte zentrumsinterne Regelungen, die jeder Dialysefachkraft bekannt sein müssen.

Flächendesinfektion am Dialysegerät

Die äußerliche Oberflächenreinigung und -desinfektion der Dialysegeräte sollte nach zentrumsindividuellen Hygieneplänen erfolgen.

Nach einer jeden Dialysebehandlung wird der gesamte Behandlungsplatz – Dialysegerät, Patientenbett oder -liege, Patiententisch – gereinigt und desinfiziert (Wischdesinfektion).

5.3.9 Fazit Geräterundgang

Dialyseneulinge sind eine gute Weile damit beschäftigt, sich mit den zuvor vorgestellten Bauteilen und Begriffen zu beschäftigen. Und nach diesem Einblick in den Standardhämodialysebereich ist der Grundstein für die Erweiterung der fachspezifischen Kenntnisse gelegt. Alle extrakorporalen Blutreinigungsverfahren sind in ihrem Grundaufbau gleichartig gestaltet. Je nach Behandlungsziel wird das Blutschlauchsystem lediglich um das eine oder andere Bauteil erweitert.

5.4 Sonderverfahren der Hämodialyse

Die bis hierher vorgestellte Standardhämodialysebehandlung kann – und muss gelegentlich – bedarfsgerecht variiert werden.

5.4.1 Single-Needle-Behandlung

Für eine Standardhämodialysebehandlung, wie sie bisher vorgestellt wurde, ist ein zweifacher Gefäßzugang erforderlich. Über den einen Zugang wird das Blut aus dem Gefäßsystem herausgeleitet, über den zweiten Zugang wird das Blut gereinigt in den Patienten zurückgeführt. Der Fluss des Blutes außerhalb des Körpers verläuft dabei gleichzeitig und gleichmäßig.

Ganz gleich, ob eine Kanülen- oder Katheterbehandlung durchgeführt wird, kann es sein, dass nur ein einziges blutführendes Lumen für die Hämodialysebehandlung zur Verfügung steht. In diesem Fall wird die Single-Needle-Behandlung gewählt, ein Verfahren, bei dem der Blutfluss abwechselnd in verschiedene Richtungen verläuft.

Heutige Single-Needle-Behandlungen haben ein unter Umständen hohes Niveau und können sogar als Dauerlösung akzeptiert werden, sofern die Blutwerte bestätigen, dass die Dialysedosis ausreichend ist.

Voraussetzung für eine Single-Needle-Hämodialysebehandlung ist ein zweischenkeliges Verbindungsstück, ein sog. Y-Stück, das mit dem einen verfügbaren Gefäßzugang konnektiert wird (Luer-Lock®-System®). Das Volumen der Länge eines Y-Stück-Schenkels plus die Länge des Gefäßzugangs sind als Totraum zu akzeptieren, in dem sich Pendelblut befindet, eine unter Umständen nicht unerhebliche Menge an Rezirkulationsblut, das trotz soeben erfolgter Reinigung erneut zum Dialysefilter geleitet wird.

Einzelpumpen-Single-Needle-Dialyse („Klick-Klack")

Bevor sich die heute (in Europa) verbreitete Doppelpumpenmethode etablierte, handelte es sich bei einer Single-Needle-Behandlung um eine Notlösung, die als Klick-Klack-Dialyse in den Dialysesprachgebrauch eingegangen ist. Die Situationen, die eine solche Notlösung erforderlich mach(t)en, waren/sind:

- Dringende Notwendigkeit der Durchführung einer Hämodialysebehandlung zur Behebung einer Hypervolämie und/oder Hyperkaliämie bzw. hochakute Urämie bei gleichzeitig fehlendem zweiten Gefäßzugang
- (Geräteseitig: Ausfall der venösen Blutpumpe ohne Möglichkeit des Gerätetausches)

Funktionsprinzip

Während die arterielle Pumpe „läuft", also Blut aus dem Gefäßzugang hinaustransportiert, wird maschinenseitig durch Schließen der venösen Quetschklemme nach der Luftfalle ein gleichzeitiges Abströmen des gereinigten Blutes verhindert. Dies verursacht im Blutschlauchsystem und im Dialysefilter einen Druckanstieg (Anstieg des Systemdruckes, messbar, sofern Druckabnehmer vorhanden) und einen Rückstau mit erwünschtem Venendruckanstieg. Durch den Rückstau wird die im arteriellen Luftblasenfänger und in der Luftfalle befindliche Luft zusammengedrückt (sichtbare Spiegelschwankungen nach oben). Begrenzt durch die Venendruckwerte stoppt die Blutpumpe bei Erreichen eines vom Anwender eingestellten Maximaldruckes. Daraufhin wird maschinenseitig die arterielle Quetschklemme vor der arteriellen Pumpe geschlossen. Sodann öffnet sich die venöse Quetschklemme, und das innersystemisch angestaute Blut kann über den zuvor zum Herausleiten verwendeten Gefäßzugang zurückfließen, bis der zuvor angestiegene Druck auf einen maschinenseitig voreingestellten Minimaldruck abgesunken ist (sichtbare Spiegelschwankungen nach unten). Sobald dieser Minimaldruck erreicht wurde, schließt sich die venöse Quetschklemme wieder, und die arterielle Quetschklemme öffnet sich, um mit dem Starten der arteriellen Blutpumpe den nächsten Zyklus zu beginnen, in dem erneut ein Venendruckanstieg bis auf das gewählte Maximum das Laufen der Pumpe steuert. Neben den Druckgrenzen muss auch die maximale Dauer der Zyklen vom Anwender eingestellt werden, sodass die Zyklen zusätzlich zeitlich begrenzt werden. Beide Eingaben, Maximaldruck und Zeitvorgabe in Sekunden, sind mit Alarmfunktionen gekoppelt, die die Blutpumpe stoppen, sofern die eingestellten Grenzen über- oder unterschritten werden.

Das Volumen der angestauten Blutmenge pro Zyklus, das durch das Komprimieren der Luft erreicht wird, heißt Hubvolumen, abgekürzt HV. Es ist durch die Pegelschwankungen in den Luftfängern (Bubblecatcher und Luftfalle) leicht durch eine Zylindervolumenberechnung herauszufinden, wird jedoch in aller Regel vom Hämodialysegerät errechnet und in Millilitern angegeben. Für das Erreichen eines optimalen Hubvolumens muss der Spiegel (die Pegelhöhe) des Bubblecatchers akkurat ausgerichtet werden. Das Hubvolumen bei einer Einzelpumpen-Single-Needle-Behandlung liegt durchschnittlich bei 20–25 ml pro Zyklus, wovon das Pendelblut noch abgerechnet werden muss. Übrig bleibt daher nur eine geringe Menge an effektiv dialysiertem Blut (Ausnahme: Dialysegerät AK 98 der Firma Baxter mit großvolumigem Bubblecatcher, der Hubvolumina bis 60 ml ermöglicht).

Das geräuschvolle Klicken und Klacken der sich öffnenden und schließenden Quetschklemmen gab dem Verfahren seinen umgangssprachlichen Namen.

- Einstellung des Gerätes:
  Maximaler Venendruck: ca. 200–250 mmHg
  Sekundenbegrenzung: 10–12 s je Phase
- Antikoagulation unter Umständen erhöhen
- Schlechtere Kaliumeliminierung beachten

Doppelpumpen-Single-Needle-Dialyse

Aus der Klick-Klack-Notlösung entwickelte sich die Doppelpumpenbehandlung.

Um die Effektivität von Single-Needle Behandlungen zu verbessern, insbesondere das Hubvolumen zu steigern, bieten die Dialysegerätehersteller Blutschlauchsysteme mit extragroßen Expansionskammern an. In diesen Expansionskammern kann pro Zyklus mehr Luft komprimiert werden (Hubvolumen 40–60 ml). Des Weiteren kommt eine zweite Blutpumpe zum Einsatz, die je nach Gerätehersteller an unterschiedlichen Stellen innerhalb des blutführenden Systems integriert ist. Durch die aktive Beförderungskraft der zweiten Pumpe wird das Absinken des innersystemischen Drucks deutlich beschleunigt. Zur Steuerung der zweiten Blutpumpe (alltagssprachlich: venöse Pumpe) ist häufig ein Systemdruckabnehmer verbaut. Der maximale Systemdruck, also der Druck, bei dem die arterielle Pumpe stoppt und die venöse Pumpe startet, ist im Hämodialysegerät voreingestellt, kann aber den Erfordernissen angepasst werden (s. ◘ Abb. 5.5).

Beide Blutpumpen sind einzeln steuerbar. Ideal ist eine gleiche Geschwindigkeit, jedoch können Zufluss- oder Abflussprobleme eine individuelle Justierung notwendig werden lassen.

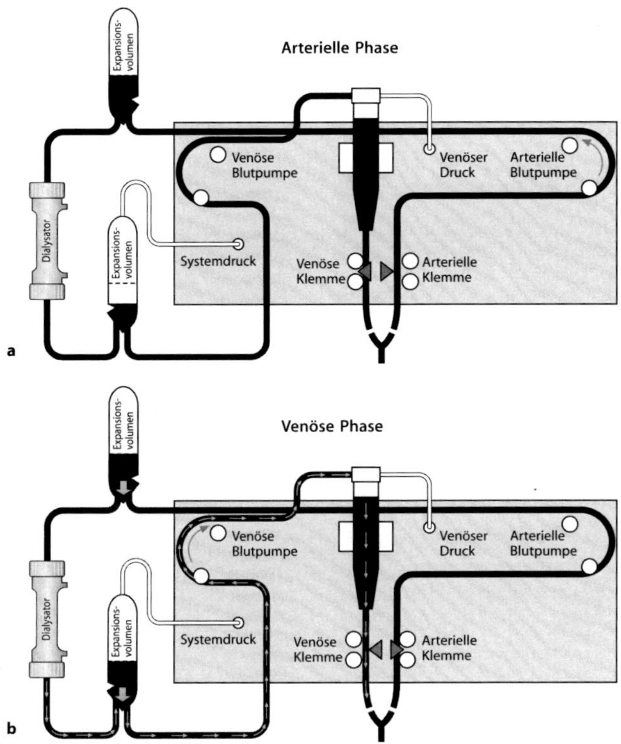

Abb. 5.5 Blutfluss bei Single-Needle-Dialyse im Doppelpumpenbetrieb. Zunächst erfolgt die Füllung der Expansionskammern durch die arterielle Blutpumpe, danach das Leerpumpen der Expansionskammern durch die venöse Blutpumpe im zweiten Arbeitstakt. (Aus Nowak et al. 2009)

Vorsicht ist geboten, wenn das Dialysegerät es ermöglicht, beide Pumpen komfortabel gleichzeitig zu steuern und damit den sog. „mittleren Blutfluss" einzustellen. Nicht selten wird dann die venöse Pumpe schneller laufen als die arterielle, weil der mittlere Blutfluss ein errechneter Wert ist, bei dem die Geschwindigkeiten beider Pumpen zunächst addiert und danach halbiert werden.

Die maximale Blutpumpengeschwindigkeit einer jeden Pumpe ist limitiert auf das Doppelte der jeweils anderen Blutpumpe.

- Einstellung des Gerätes:
  Maximaler Systemdruck: ca. 250–300 mmHg
  Hubvolumen: 40–60 ml
- Blutfluss Kanülenbehandlung:
  - Mittlerer Blutfluss:ca. 150 ml/min
  - Arterieller Fluss kanülenangepasst: bis ca. 300 ml/min
  - Venöser Blutfluss kanülenangepasst: bis ca. 300 ml/min
- Blutfluss Katheterbehandlung:
  - Mittlerer Blutfluss: ca. 200 ml/min
  - Ca. 400 ml/min für jede Pumpe; zentrumsindividuell ggf. auch höher
- Bei schlechtem Blutfluss:
  - Maximalen Systemdruck senken (schnellere Umschaltphase) und Hubvolumen reduzieren
  - Antikogulation eventuell erhöhen
  - Unter Umständen schlechtere Effektivität beachten

Fazit Single-Needle-Behandlungen

Während eine Klick-Klack-Dialyse auch mit einem Standardschlauchsystem und einer einzigen Blutpumpe unter Einbuße der Dialysequalität eingesetzt werden kann, steigern Doppelpumpen-Hämodialysegeräte bei Verwendung eines entsprechenden Schlauchsystems deutlich das pro Zyklus bewegte Blut (Hubvolumen) auf durchschnittlich über 40 ml pro Zyklus, weshalb eine Klick-Klack-Behandlung eher als Notlösung zu betrachten ist.

Die intermittierende Behandlung birgt unabhängig von der Anzahl der Blutpumpen ein größeres Problem, das stets im Blick bleiben muss: die Verklottungsgefahr. Hier muss unter Umständen die Dosis des verwendeten Antikoagulans erhöht werden. Bei dem Dialysegerät „Dialog" der Firma Braun wird durch das patentierte Cross-Over-Verfahren die Verklottungsgefahr reduziert.

Des Weiteren muss dem Umstand Rechnung getragen werden, dass die Eliminationsmöglichkeiten – insbesondere bei Anwendung der Klick-Klack-Behandlung oder sehr niedrigen Blutflüssen – vermindert sind. Hier kann es notwendig werden, das Dialysatkalium in stärker gegenregulierender Weise anzupassen.

Bei modernen Geräten steht die Möglichkeit einer Klick-Klack-Dialyse vielfach gar nicht mehr zur Verfügung. Im Falle einer erforderlichen Single-Needle-Behandlung muss das Dialysegerät komplett umgerüstet werden. Ist eine Behandlungssituation hinsichtlich des zweifachen Gefäßzuganges bereits im Vorfeld fragwürdig, sollte die Entscheidung stets zugunsten eines (teureren) Single-Needle-Systems ausfallen, um spätere Komplikationen und Zwischenfälle zu vermeiden. Hintergrund ist hierbei, dass mit einem Single-Needle-System sehr wohl im Doppelnadelmodus gearbeitet werden kann, es mit dem Doppelnadelsystem aber umgekehrt vielfach unmöglich geworden ist, eine Single-Needle-Behandlung durchzuführen.

5.4.2 Hämofiltration

Das Blutreinigungsverfahren Hämofiltration ist heutzutage wenig verbreitet. Es entwickelte sich parallel mit den High-Flux-Dialysatoren, als die Notwendigkeit erkannt wurde, bei bestimmten Patientengruppen verstärkt die Mittelmoleküle eliminieren zu müssen. Hierzu waren großporige Dialysatoren mit hohem Ultrafiltrationskoeffizienten nötig, über die unter Anwendung von starkem Sog (positiver TMP-Wert) große Mengen Wasser aus der Blutbahn abfiltriert werden konnten. So große Mengen, dass eine ausgeprägte konvektive Elimination damit provoziert wurde. Dies bedeutete gleichzeitig, dass ein Großteil dieser entzogenen Flüssigkeit wieder reinfundiert werden musste, um einen Blutvolumenmangel zu vermeiden. Wurden also am Dialysator beispielsweise 5 l Wasser pro Stunde – 25 l in 5 h – ultrafiltriert, mussten bei einem beispielhaft geplanten Wasserentzug von 4 l in 5 h auch stündlich 4,2 l Flüssigkeit zurückinfundiert werden (21 l in 5 h), um netto den gewünschten Flüssigkeitsentzug zu realisieren. Zu der Hochzeit der Hämofiltration stellte dies die Anwender vor ein schwieriges Problem, denn exakt 5 l Flüssigkeit pro Stunde am Dialysator zu entfernen und anschließend gleichzeitig 4,2 l Infusionslösung pro Stunde ins blutführende Schlauchsystem zu verabreichen, war nur möglich, wenn eine kalibrierte Waage mit dem (druckgesteuerten) Dialysegerät gekoppelt wurde. Zudem musste eine Heizung (Heizspirale) verwendet werden, um eine Auskühlung durch die Infusionslösung zu vermeiden. Weil es sich zeigte, dass einige der Mittelmoleküle leichter in verdünntem Blut und andere eher in eingedicktem Blut die Membranporen passieren können, entstand die individuelle Auswahlmöglichkeit, die Austauschinfusionsmenge vor dem Dialysefilter (Prädilution) oder nach dem Dialysefilter (Postdilution) zu infundieren (s. ◘ Abb. 5.6).

Die Möglichkeiten der Durchführung einer Hämofiltration haben sich mit der Entwicklung volumengesteuerter Dialysegeräte erheblich verbessert, ebenso schließlich durch die geräteseitigen Möglichkeiten der Online-Infusion. Große Beutel mit Infusionslösung, Heizung und Waage wurden somit überflüssig.

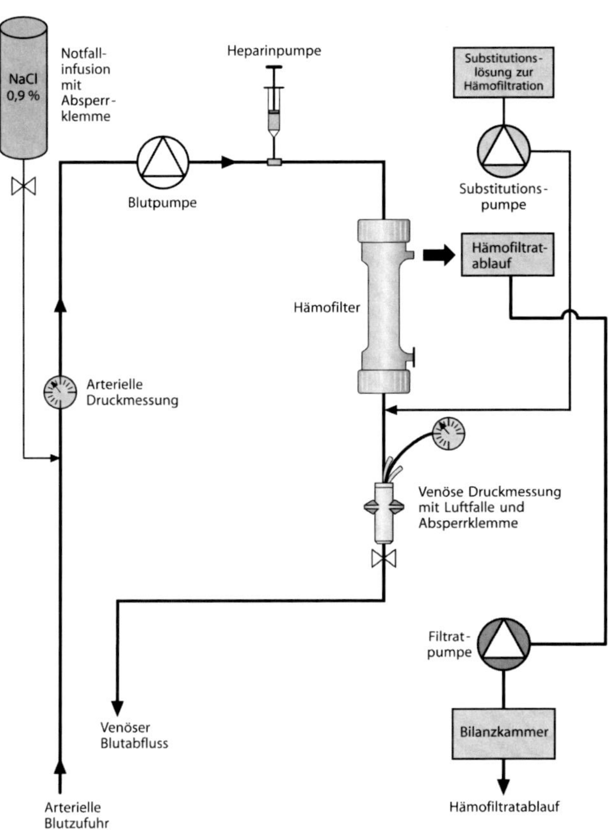

Abb. 5.6 Schematische Darstellung des Hämofiltrationsverfahrens mit Notfallinfusion, Substitution als Postdilution. (Aus Nowak et al. 2009)

5.4.3 Hämodiafiltration

Ein konvektiver Eliminationsschwerpunkt mit Fokus auf die Mittelmoleküle hatte den ungünstigen Nebeneffekt, dass die kleinen Moleküle weniger effektiv entfernt wurden, weshalb häufig eine längere Behandlungszeit angesetzt werden musste. Um dies zu ändern, entwickelte sich das auch heute noch sehr häufig angewandte Verfahren der Hämodiafiltration, einer Kombination von Hämodialyse und Hämofiltration. So bleiben die Vorzüge des diffusiven Stofftransportes erhalten, und gleichzeitig werden konvektiv vermehrt Mittelmoleküle eliminiert. Hierbei wird die Menge an Austauschflüssigkeit geringer angesetzt als bei einer klassischen Hämofiltration, beispielsweise bei nur etwa 20 l in 4 h (filterabhängig). Wie bei der Hämofiltration gibt es die individuelle Auswahlmöglichkeit zwischen Prädilution und Postdilution.

Die Anwendung dieses Sonderverfahrens sollte im Rahmen der Dialyseausbildung von versierten Dialysefachkräften praxisnah („bedside") geschult werden.

5.4.4 Kontinuierliche Hämodialyseverfahren

Die körperliche Verfassung bestimmter Patienten erlaubt weder die Hämodialysebehandlung in einer normalen Dialyseabteilung noch eine klassische Hämodialysebehandlung überhaupt. Die (Kreislauf-)Belastung für einen schwerstkranken und intensivpflichtigen Patienten erfordert eine möglichst schonende Nierenersatztherapie.

Hierfür wurden die kontinuierlichen Hämodialyseverfahren bzw. Hämofiltrationsverfahren und Hämodiafiltrationsverfahren konzipiert, die heutzutage nicht mehr ausschließlich von Dialysefachkräften, sondern von überwiegend intensivmedizinischem Fachpersonal oder auch in pflegerisch interdisziplinärer Teamarbeit durchgeführt werden.

Bei kontinuierlichen Dialyseverfahren (Hämofiltration, Hämodiafiltration, Hämodialyse) läuft die Behandlung täglich 24 h. Benannt nach der Gefäßzugangsmethode werden prinzipiell zwei Verfahren unterschieden:

- veno-venös – CVVH
  (kontinuierliche veno-venöse Hämofiltration)
- arterio-venös – CAVH
  (kontinuierliche arterio-venöse Hämofiltration)

Die Durchführung einer arterio-venösen Behandlung (CAVH) ist nicht mehr üblich.

Um die CVVH, gelegentlich auch CVVHF abgekürzt, als mobiles intensivmedizinisches Verfahren komplikationslos durchführen zu können, wird die Austauschinfusionslösung, das Substituat, hierbei über Infusionsbeutel appliziert; eine Wasseraufbereitung wie bei der Standardhämodialysebehandlung ist nicht notwendig. Die exakte Bilanzierung wird mittels Waage und elektronisch gesteuerten Infusionspumpen überwacht. Die zu substituierende Infusion wird maschinenseitig angewärmt.

Als Behandlungsmodifikation ist es möglich, eine CVVHDF, also eine kontinuierliche veno-venöse Hämodiafiltration, durchzuführen, um situationsindividuell diffusive und konvektive Eliminationsmöglichkeiten gleichermaßen auszuschöpfen.

Auch eine CVVHD, also eine kontinuierliche veno-venöse Hämodialysebehandlung ist möglich, jedoch recht selten.

Die Handhabung der kontinuierlichen Verfahren ist sehr facettenreich und sollte daher unbedingt „bedside" geschult werden.

5.5 Mobile Hämodialysebehandlungen

Besondere Situationen können es erforderlich machen, nicht den Patienten zum Gerät, sondern das Gerät zum Patienten zu bringen.

5.5.1 Intensivstation

Intensivpflichtige Patienten sind häufig nicht transportfähig. Um dennoch eine Dialysebehandlung bei ihnen durchführen zu können, werden die notwendigen Gerätschaften und Materialien zum Einsatzort transportiert.

Sehr häufig kommen die zuvor erläuterten kontinuierlichen Hämodialyseverfahren zum Einsatz, jedoch nicht ausschließlich.

Um die Wasseraufbereitung für eine mobile Hämodialysebehandlung realisieren zu können, gibt es leine mobile Umkehrosmosegeräte, die an normale Wasserleitungen. angeschlossen werden können (siehe Wasseraufbereitung für die Hämodialysetherapie) die an normale Wasserleitungen angeschlossen werden können.

Das Hämodialysegerät Genius der Firma Fresenius ist mit einem Tanksystem ausgestattet und somit unabhängig von einer Wasseraufbereitungsanlage höchst flexibel einsetzbar.

Wichtig für einen optimalen Behandlungsablauf ist die interdisziplinäre Teamarbeit; individuelle organisatorische Details werden mit den intensivmedizinischen Pflegefachkräften erörtert.

5.5.2 Psychiatrie

Bei Patienten, die in einer geschlossenen psychiatrischen Einheit betreut werden, kann die Schwere der psychiatrischen Grunderkrankung eine mobile Dialysebehandlung notwendig machen, sodass die Gerätschaften und Materialien zum Einsatzort transportiert werden.

Auch hier führt die interdisziplinäre Teamarbeit zu einem optimalen Behandlungsablauf, weshalb die individuellen organisatorischen Details mit den psychiatrischen Pflegefachkräften erörtert werden.

5.6 Wasseraufbereitung für die Hämodialysetherapie

Dass sich der umgangssprachliche Begriff Blutwäsche für Hämodialysebehandlungen so etabliert hat, verwundert wenig. Obwohl der Aspekt des transmembranen Flüssigkeitsentzuges bei dem Wort Blutwäsche unbeachtet bleibt, stimmt es, dass das gesamte substanzielle Eliminationsprinzip bei einer Hämodialysebehandlung nur möglich ist, weil beeindruckende Wassermengen das zu reinigende Blut umspülen. Die Menge an Wasser, die für eine einzige vierstündige Standardhämodialysebehandlung benötigt wird, schwankt zwischen 72 l (Dialysatfluss 300 ml/min) und 120 l (Dialysatfluss 500 ml/min).

Aus Sicht der Patienten und aus Sicht von ganz frischen Dialysemitarbeitern kommt das Wasser aus der Wand. Von dort wird es in die Maschine hineingeleitet, umspült das Blut und wird wieder aus der Maschine hinausgeleitet, in einen hängenden Abfluss, üblicherweise verbaut in einer Art Tropfbecken. Dies verursacht auch das permanente Grundgeräusch einer Dialyseeinheit: Wasserrauschen.

Was so unscheinbar wirkt, ist eine hochkomplizierte Angelegenheit. Das Herzstück einer jeden Dialyseabteilung ist der Raum für die Wasseraufbereitung, in der Alltagssprache Osmoseraum oder nur Osmose genannt, wenngleich das zentrale Gerät eine Umkehrosmoseanlage ist (RO-Anlage, von engl. „reverse osmosis“).

Alle bisher dargelegten Ausführungen zur Dialysierflüssigkeit haben inhaltlich nur transportiert, dass es sich um große Mengen speziell aufbereiteten Wassers handelt, ohne diese Aufbereitung näher zu erläutern.

Doch was bedeutet diese spezielle Aufbereitung im Detail? Zur Beantwortung dieser Frage muss zunächst geklärt werden, was „normales“ Wasser eigentlich ist und wo es herkommt.

Mit normalem Wasser ist das Trinkwasser gemeint, das aus dem Wasserhahn kommt, das Leitungswasser. In Deutschland zählt Trinkwasser zu den Lebensmitteln und unterliegt einer ständigen Kontrolle. Bevor das Grundwasser als Trinkwasser in die Leitungssysteme der Haushalte eingespeist wird, hat es bereits einige Stationen der Reinigung und Filterung durchlaufen. Dennoch verbleiben noch einige kleinere Schwebestoffe (z. B. Sand) im Leitungswasser, was für den Alltagsgebrauch kein Problem darstellt.

Im Leitungswasser gelöst befinden sich zahlreiche Elektrolyte, die je nach Herkunft des Wassers in unterschiedlicher und uneinheitlicher Konzentration vertreten sind. Einerseits positiv geladene Teilchen (Kationen), wie Natrium, Calcium und Magnesium, andererseits negativ geladene Teilchen (Anionen), wie Bicarbonat (Hydrogencarbonat), Carbonat, Chlorid und Sulfat. In Abhängigkeit von der mengenmäßigen Verteilung von Calcium und Magnesium definiert sich die Wasserhärte. Je höher die Wasserhärte, desto problematischer wird die Verwendung dieses Wassers für Haushaltsgeräte, aber entsprechend auch für Dialysegeräte.

5.6.1 Wasserenthärtung

Das Leitungswasser ohne Aufbereitung für die Hämodialysebehandlung zu benutzen, ist lebensgefährlich und daher unzulässig (siehe ► Abschn. Hartwassersyndrom).

Bei der Wasseraufbereitung für Dialysebehandlungen wird das Leitungswasser nach einer grob reinigenden Vorfilterpassage sowie der Passage einer keimabsorbierenden Aktivkohleoberfläche in einem ersten Schritt von allen hartmachenden Substanzen befreit. Hierfür wird das Wasser durch einen Ionentauscher, auch Enthärter genannt, geleitet, wobei eine der zweiphasig arbeitenden Filtereinheiten sich stets in der Regeneration befindet. Der regenerierte Filter, durch den das Wasser für die aktuell laufenden Dialysebehandlungen fließt, ist mit kleinen negativ geladenen Kunstharzkügelchen befüllt, deren Durchmesser 0,5 mm nicht überschreitet. An der Oberfläche dieser Kügelchen „sitzen“ Unmengen von Natriummolekülen, weil Natrium durch seine einfach positive elektrische Ladung eine dementsprechende Bindungsfähigkeit besitzt. Eine noch viel ausgeprägtere Bindungsfähigkeit aber haben andere mehrfach positiv geladene Teilchen des Wassers, beispielsweise Magnesium und Calcium. Und somit wird beim Einströmen des bisher nur grob gereinigten Wassers das Natrium von den Kunstharzkugeln abgesprengt, wohingegen diese anderen Teilchen (Magnesium, Calcium etc.) sich dort andocken. Heraus fließt aus dem Ionentauscher ein sehr natriumreiches Weichwasser. Dieses Weichwasser könnte, jedoch nur unter zwingenden Umständen, für Hämodialysebehandlungen verwendet werden. Sind alle Kunstharzkügelchen mit hartmachenden Molekülen besetzt, wird auf die zweite Filtereinheit umgeschaltet, die während der Verwendungsphase des ersten Filters regeneriert wurde. Regeneration bedeutet in diesem Zusammenhang, dass die Filtereinheit mit einer natriumgesättigten Lösung geflutet wird. Diese Flutung spült konvektiv die hartmachenden Elektrolyte von den Kunstharzkügelchen ab, sodass sie wieder Platz haben für Natriummoleküle. Diese beiden Filtereinheiten arbeiten unentwegt in den beschriebenen zwei Phasen von Regeneration und Nutzung (sog. Duplexsystem). Die für die Regenerierung nötige Natriumlösung wird in direkter Nähe zum Ionentauscher hergestellt: Ein großes, stets wassergefülltes Plastikfass wird mit ungefähr 20–40 kg Salz befüllt, das sich durch permanente Frischwasserzufuhr auflösen kann, sodass ständig eine übersättigte Natriumlösung für die Regeneration verfügbar ist. Die Salzübersättigung muss regelmäßig überprüft und aufrechterhalten werden; in vielen Dialyseeinrichtungen ist dafür das Pflegepersonal zuständig.

5.6.2 Umkehrosmose

Die Wasseraufbereitung ist mit der Passage des Ionentauschers noch nicht abgeschlossen. Im nächsten Schritt der Wasseraufbereitung wird das Natrium aus dem Weichwasser entfernt. Dies geschieht in der Umkehrosmoseanlage. Entgegen dem osmotischen Prinzip wird das natriumhaltige Wasser unter Druck durch einen mehrschichtigen Membranfilter (Wickelmodul) gepresst. Durchlässig ist dieser sehr kleinporige Filter im Prinzip einzig für Wassermoleküle. Die ganze Prozedur der bisherigen Vorbehandlung ist nur deshalb nötig, weil normales Leitungswasser den Umkehrosmosefilter in kürzester Zeit verstopfen würde.

Bei regulären Osmoseprozessen „wandert" das Wasser durch eine semipermeable Membran vom Ort der niedrigeren Konzentration zum Ort der höheren Konzentration, um einen Konzentrationsausgleich herbeizuführen. Im Falle des hier beschriebenen vorbehandelten Weichwassers wäre es das Bestreben der Lösung, in jedem Tropfen gleich viele Natriumionen zu verteilen. Dem naturgemäßen Bestreben der gleichen Verteilung wird durch Anwendung von Druck entgegengewirkt (s. ▣ Abb. 5.7).

Obwohl also eigentlich Wasser von der Seite der geringeren Konzentration gerne in die natriumreiche Weichwasserregion (zurück-)strömen möchte, wird dies verhindert, indem das Weichwasser mit Kraft durch die feinporige Membran gepresst wird. Zurückbleibt auf der einen Seite eine kleine Menge stark salzigen Wassers, wohingegen sich auf der anderen Seite ein teilchenfreies Wasser befindet. Dieses Wasser heißt ab dieser Stelle Permeat. Es wird von hier aus in Ringleitungen eingespeist, die in die Dialysebehandlungsräume führen. An jedem Hämodialysebehandlungsplatz befindet sich eine Entnahmestelle für Permeat. Dies ist der Wasseranschluss für die Hämodialysegeräte.

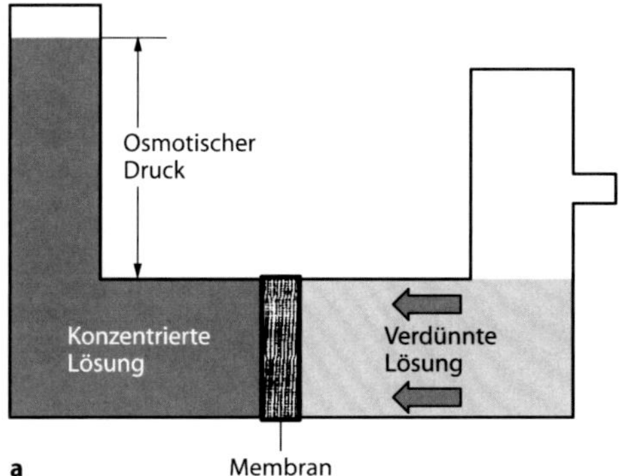

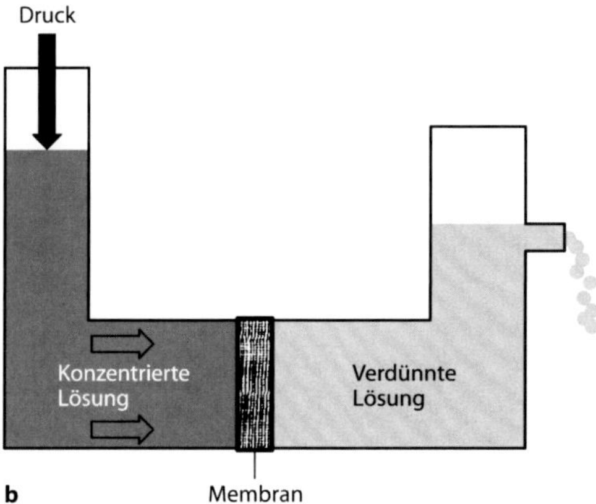

Abb. 5.7 Prinzip der Osmose (**a**) und der Umkehrosmose (**b**). (Aus Nowak et al. 2009)

Weil dieser letzte Aufbereitungsschritt entgegen den osmotischen Gesetzmäßigkeiten verläuft, heißt die Anlage Umkehrosmose.

Um die hohen qualitativen Ansprüche zu erfüllen und den gesetzlichen Vorschriften zu entsprechen, müssen regelmäßig Wasserproben mikrobiologisch untersucht werden.

5.6.3 Dialysierflüssigkeit

Im Innern des Dialysegerätes findet die weitere Verarbeitung zum „Waschwasser" statt und bereitet aus Permeat Dialysierflüssigkeit zu. Dafür müssen die notwendigen Komponenten zur Verfügung gestellt werden, nämlich einerseits Bicarbonat als Pufferlösung, andererseits Natrium, Kalium, (meistens) Glukose und andere Substanzen, die sich in saurer Lösung auf Acetat- oder Citratbasis befinden, alltagssprachlich daher saure Komponente genannt.

Alternativ kann das Permeat auch verwendet werden, um eine Anlage zur zentralen Dialysatversorgung zu betreiben. Hierbei wird in großen Mengen die saure Komponente zubereitet und über entsprechende Leitungen zu den Wandanschlüssen in den Dialyseräumen geleitet. Zur individuellen Serumkaliumkorrektur der Patienten stehen meist die gängigsten drei Lösungen (K^+ 2,0, K^+ 3,0, K^+ 4,0 mmol/l) zur Verfügung. K^+ 1,0 wird eher nicht regelmäßig angewendet und deshalb auch bei ansonsten zentraler Konzentratversorgung im Bedarfsfall aus Kanistern oder Beuteln verwendet.

Am Dialysegerät muss der korrekte Zentraldialysatanschluss mit der richtigen Kaliummenge konnektiert und die korrekte Kaliumeinstellung im Dialysegerät programmiert werden; diese Programmierung muss immer erfolgen, unabhängig davon, ob zentrale oder lokale Konzentratversorgung.

Bicarbonat ist in Lösung relativ instabil, weshalb eine große Bevorratung schlecht realisierbar ist. Die Entwicklungen der letzten Jahrzehnte haben mit der Möglichkeit, unter Verwendung von Bicarbonatpulver stets frische Pufferlösung während der Behandlung herzustellen, die fertigen Bicarbonatlösungen fast vollständig abgelöst. Auch die gewünschte Bicarbonatdosis muss am Dialysegerät einprogrammiert werden.

Standardeinstellung Bicarbonat: 32 mmol/l

Das Mischungsverhältnis von Dialysierflüssigkeiten ist in Grenzen variabel und liegt bei 1:34 bis 1:44, je nach Maschinentyp. Dies bedeutet, 34–44 Teile Permeat werden mit einem Teil Bicarbonat-Elektrolyt-Gemisch vermengt. Die exakte Mischung erfolgt durch Mischpumpensysteme, die sowohl volumetrisch als auch leitfähigkeitsgesteuert arbeiten können.

Dialysierflüssigkeit ist eine ultrareine Flüssigkeit, die den Anforderungen eines Medizinproduktes entspricht. Somit wird Dialysierflüssigkeit heutzutage auch zur intradialytischen Herstellung von Infusionslösung verwendet (sog. Online-Verfahren), um Volumen zu substituieren, beispielsweise bei Kreislaufinstabilität des Patienten. Des Weiteren wird die Dialysierflüssigkeit als Infusionsbasis zur prä- oder postdialysatorischen Substitution bei Hämofiltration und Hämodiafiltration verwendet.

Auf seinem Weg durch das Blutschlauchsystem verliert das Blut an Temperatur. Gleichzeitig sind Dialysepatienten häufig temperaturempfindlich und frieren leichter als Nierengesunde. Um den Temperaturverlust auszugleichen, wird das Blut über die Dialysierflüssigkeit leicht erwärmt. Die übliche Temperatur der Dialysierflüssigkeit beträgt 36,5° Celsius, kann aber patientenindividuell verändert werden.

Wichtig
Große Temperaturdifferenzen sind unbedingt zu vermeiden, um die intrakorporale Temperaturregulierung nicht unnötig aus dem Gleichgewicht zu bringen. Dialysebedingte Temperaturschwankungen in der Peripherie können zu schwer einschätzbaren Gegenregulierungen führen.

Sobald das Dialysegerät durch eine Leitfähigkeitsmessung erkennt, dass die Dialysierflüssigkeit die richtige Zusammensetzung und die richtige Temperatur hat, wird sie maschinenseitig freigegeben und die Maschine ist einsatzbereit.

Bei der Leitfähigkeitsmessung wird die elektrische Ladung der Dialysierflüssigkeit gemessen; die Einheit dafür heißt Millisiemens pro Zentimeter (mS/cm).

Das Dialysatnatrium beeinflusst dem mS/cm-Wert und muss von der Dialysefachkraft ins Dialysegerät einprogrammiert werden.

Das Freigeben der Dialysierflüssigkeit bedeutet, dass diese in die zum Dialysefilter führende Leitung hineinfließt und als Dialysat ins Dialysegerät zurückströmt.

Zu beachten sind die unterschiedlichen herstellertypischen Dialysatorkupplungsfarben, die die Strömungsrichtung der Dialysierflüssigkeit anzeigen. Bei der Standardgegenstromdialyse befindet sich der Dialysatausgang am Bluteingang des Dialysefilters.

Der Dialysatfluss kann vom Anwender variabel zwischen 300 und 800 ml/min eingestellt werden. Dialysehistorisch typisch ist ein Dialysatfluss von 500 ml/min.

Leitfähigkeitsalarme und Bypass-Funktion

Eine der häufigsten Alarmierungen betrifft Störungen der Zusammensetzung der Dialysierflüssigkeit und bedeuten fast immer, dass eine Komponente zur Herstellung der

Dialysierflüssigkeit aufgebraucht ist. Dieses Problem ist vergleichsweise leicht zu meistern, selbst bei zentraler Konzentrataufbereitung, weil die Ursache rasch eruierbar ist. Denn wie bereits geschildert, kontrolliert das Dialysegerät die Zusammensetzung der Dialysierflüssigkeit, bevor diese zum Patienten geleitet wird.

Jede Soll-Ist-Differenz der Leitfähigkeit ist an die Bypass-Funktion gekoppelt, die den Dialysierflüssigkeitszustrom zum Patienten umgehend unterbindet.

Die (real oder vermeintlich) falsch zusammengesetzte Dialysierflüssigkeit wird dann einem Umgehungskreislauf zugeführt, somit wird der Dialysefilter umgangen. Dialysealltagssprachlich heißt dies, „die Maschine ist im Bypass". Dialysegeräteindividuell wird die Bypass-Situation auch optisch angezeigt.

5.6.4 Dialysat

Die Dialysierflüssigkeit, die zurück zur Maschine fließt, heißt Dialysat, wenn auch, wie bereits erwähnt, der Begriff Dialysat fälschlicher Weise sehr weitgespannt verwendet wird.

Wenn von der einen Seite 500 ml/min Dialysierflüssigkeit in den Filter hineinströmen, muss diese Menge auch über die andere Leitung wieder zurückfließen. Fließt weniger zurück, wird dieses „Weniger" dem Patienten zugeführt. Fließt mehr zurück, so wurde dieses „Mehr" dem Patienten entzogen. Da es bei der Dialyse in aller Regel um Wasserentzug geht, ist es also gewünscht, dass mehr als die hineingeflossenen 500 ml/min vom Dialysator zur Maschine zurückfließen. Dieses Mehr, das zurückfließt, ist die bereits erwähnte Ultrafiltrationsmenge, die üblicherweise als UF-Volumen bezeichnet wird. Traditionell wird hierbei in einem Atemzug auch die Ultrafiltrationsrate pro Stunde genannt (UF-Rate), die sich rechnerisch ergibt, wenn das UF-Volumen durch die Behandlungszeit geteilt wird. Sollen einem Patienten 4 l Flüssigkeit in 5 h Hämodialysebehandlung entfernt werden

(UF-Rate 800 ml/min), bedeutet dies, dass bei einem Dialysatfluss von 500 ml/min insgesamt 150 l Dialysierflüssigkeit in den Dialysator hineingeleitet werden, aber 154 l Dialysat am Ende der Behandlung zurück zur Maschine geflossen sein werden. Diese Mengen rechnet die Maschine anwenderfreundlich und übersichtlich um; typischerweise ist im Display von Hämodialysegeräten gut sichtbar abzulesen, welche Höhe die aktuelle Ultrafiltrationsrate pro Stunde hat.

Blutleckdetektor

Um sicher zu vermeiden, dass ein Patient über den Dialysator Blut verliert, beispielsweise bei Materialdefekt der Hohlfasern, wird das Dialysat durch eine Blutleckkammer geleitet, die unmittelbar nach der Dialysatkupplungsstelle innerhalb des Gerätes verbaut ist.

Wichtig ist, dass vom Dialysefachpersonal überprüft wird, ob es sich um einen echten oder einen falschen Alarm handelt. Ein makroskopischer Defekt ist mit dem bloßen Auge erkennbar, und das Dialysat ist rot verfärbt. Ist makroskopisch kein Blut im Dialysat erkennbar, sollte eine kleine Dialysatprobe mit einem Urinschnelltest untersucht werden; die Urinschnellteststreifen sind in jeder Dialyseabteilung vorhanden. Da sie im Dialysealltag selten verwendet werden, ist es sinnvoll, sich zu informieren, wo die Teststreifen gelagert werden.

- Vorgehen bei echtem Blutleck, mikroskopisch (Urinschnelltest):
  Dialysatfluss unterbrechen („Bypass-Taste“), Blutfluss reduzieren (ca. 180 ml/min), eine kontinuierliche Heparinisierung/Antikoagulation sollte unterbrochen werden.
  5–15 min abwarten (kleinere Hohlfaserleckagen verschließen sich von selbst).
  Urinschnelltest wiederholen. Zeigt der Schnelltest weiterhin Blut an, sollte die Behandlung abgebrochen werden.
- Vorgehen bei echtem Blutleck, makroskopisch:

Behandlung beenden und nach zentrumsinternem Standardvorgehen den Dialysefilter austauschen. Je nach Größe der Leckage ohne Blutrückgabe abbrechen.

5.6.5 Technische Probleme (wasserseitig)

Bei Ausfall von Teilen der Wasseraufbereitungsanlage (Enthärtungsanlage, Umkehrosmose, Aktivkohlefilter etc.) wird über eine Überwachungsanlage ein sehr lauter akustischer Alarm ausgelöst, der in aller Regel gleichzeitig die Permeateinspeisung blockiert. Ein typischer Dialysegerätealarm lautet dann: „Kein Wasserzulauf".

Zweierlei Probleme sind in dieser Situation umgehend zu lösen:

- Die Funktion der Wasseraufbereitungsanlage möglichst rasch wiederherstellen.
- Die dialysegeräteseitigen Tonsignale stumm schalten, die an jedem einzelnen laufenden Dialysegerät alarmieren.

Je nach Ursache der Problematik kann es erforderlich werden, den Dialysebetrieb vorrübergehend einzustellen, was allerdings selten vorkommt. Häufiger kann über eine telefonische Hotline zum technischen Service der Wasseranlage eine Lösung gefunden werden. Hierzu ist es notwendig, zu wissen, welche Personen im Dialyseteam sich mit der Wasseraufbereitungsanlage auskennen, besonders aber, wo die Telefonnummer der Servicehotline zu finden ist; häufig ist die Telefonnummer gut sichtbar im Osmoseraum zu finden.

Sollte es zu einer Leckage, einem Wasseraustritt bei der Wasseraufbereitung, kommen, beispielsweise durch poröse Undichtigkeit, Defekte oder dem Abspringen von wasserführenden Schläuchen, alarmiert dies ein in jedem Osmoseraum auf dem Boden ausgelegter elektronischer Wasserwächter.

Da diese Wasserwächter meist mit einem Gerät gekoppelt sind, das die Wasserleitung schließt, führt ein Wasserschaden unter Umständen ebenfalls zu der oben geschilderten Problematik. Auch diese Situation muss in aller Regel mit Hilfe des technischen Supports des Herstellers der Wasseraufbereitungsanlage gelöst werden.

Wasseraustritt im Dialyseraum

Ganz entgegengesetzt zu „Kein Wasserzulauf" kann es vorkommen, dass aus Dialysegeräten Wasser ausläuft oder ein Wasserablaufbecken verstopfungsbedingt überläuft. Bei der großen Anzahl elektrischer Geräte in einer Dialyseabteilung muss umgehend dafür gesorgt werden, eine eventuelle Stromschlaggefahr abzuwenden. Zudem muss rasch die Quelle des Übels gefunden und weiteres Wasserauslaufen unterbunden werden. Auch die Ausrutschgefahr darf nicht unterschätzt werden.

Die Ursachen solcher Wasserraustritte liegen nur selten in den Dialysegeräten selbst, da diese besondere Sicherheitsmechanismen eingebaut haben, die relativ zeitnah die entsprechenden Ventile schließen. Häufiger kommt es vor, dass ein Ablaufschlauch nicht oder nicht korrekt angebracht wurde; das Dialysegerät überwacht nicht, ob das verbrauchte Wasser in ein Becken oder auf den Boden läuft. Des Weiteren kommt es häufig zu Überschwemmungen, weil Zubehör nicht achtsam genug angewendet wurde. Auch eine scheinbar unbedeutende Leckage kann u. U. tropfenweise zu einer kleinen Katastrophe führen. Anleitende Dialysefachkräfte haben allerdings ein gewisses Geschick darin, Neulingen die „Wichtigkeit von Dichtigkeit" nahezubringen. Auch ist es in diesem Zusammenhang von großer Relevanz, beispielsweise, wenn das Dilemma sich morgens vor oder bei der Vorbereitung ereignet, prioritätenorientiert zu arbeiten. Ist einmal die Stromschlaggefahr gebannt und weiteres Auslaufen gestoppt, muss unter Umständen zunächst dafür Sorge getragen werden, dass die übrigen Geräte in einem Dialyseraum vorbereit werden, um den weiteren Tagesablauf nicht über Gebühr durcheinanderzubringen. In Dialyseeinrichtungen befinden sich übrigens in aller Regel Nasssauggeräte oder Bilgenpumpen, um die Massen von Wasser aufnehmen bzw. entsorgen zu können.

Dieses Buch ist ein guter Ort, um wichtige Telefonnummern zum Thema Wasseraufbereitungsanlage, die Namen der zuständigen teaminternen Kollegen, Aufbewahrungsort von Wassersauger oder Bilgenpumpe sowie Stichpunkte zum Vorgehen aufzuschreiben. Des Weiteren sollte die Telefonnummer des zuständigen Wasserversorgers aufgeführt sein, um bei generellen Problemen (auch im Katastrophenfall) unmittelbar und aktuell Informationen zur Wasserversorgungssituation zu erhalten.

5.7 Gefäßzugang

Um Blut außerhalb des Körpers behandeln zu können, muss ein risikoarmer Weg gefunden werden, in das Blutgefäßsystem eines Patienten einzudringen. Doch nicht alle Venen eignen sich für eine Dialysebehandlung, bei der ein Blutgefäß für mehrere Stunden kontinuierlich mindestens etwa 200 ml pro Minute „hergeben" muss.

5.7.1 Dialyse – Shunt

Bis 1960 waren alle Ideen hinsichtlich eines idealen Zugangs zum Gefäßsystem von Dialysepatienten mit zum Teil schweren Komplikationen verbunden. 1960 entwickelte der amerikanische Arzt Belding Scribner eine Operationstechnik, bei der ein künstliches Teflonblutgefäß implantiert wurde. Die (meist im Unterarmbereich) nahe beieinander liegenden Enden der in einer Arterie und einer Vene lokalisierten Schläuche wurden dabei nach außerhalb geführt und im dialysefreien Intervall miteinander konnektiert. Ein gefäßchirurgischer Durchbruch war es, als ab Mitte der 1960er-Jahre eine arterio-venöse Gefäßverbindung operativ geschaffen werden konnte, die Cimino-Brescia-Fistel, kurz Cimino-Shunt. Da hierbei kein Fremdmaterial verwendet wird, handelt es sich um einen sog. nativen Shunt (s. ◘ Abb. 5.8).

Daraus entwickelten sich weitere Methoden arterio-venöser Gefäßverbindungen, bei denen im postoperativen Resultat eine normale Vene durch arteriellen Zustrom dilatiert wird. Diese sog. Shuntvene wird bei der Dialysebehandlung mit patientenindividuell gewählten großlumigen Dialysekanülen punktiert.

Eine weitere gefäßchirurgische Möglichkeit entwickelte sich ebenfalls seit etwa Ende der 1960er-Jahre, nämlich die Gefäßprothese, im Alltag häufig Kunststoff- oder Gore-Tex®-Shunt genannt. Da Fremdmaterial bei der medizinischen Anwendung immer auch Risiken birgt (Infektion, Nahtinsuffizienz mit Nekrosebildung und/oder Blutung, Thromboisierung), muss die Indikation sehr kritisch geprüft werden. Etabliert haben sich Gefäßprothesen in der Dialyse bei Patienten mit fehlenden

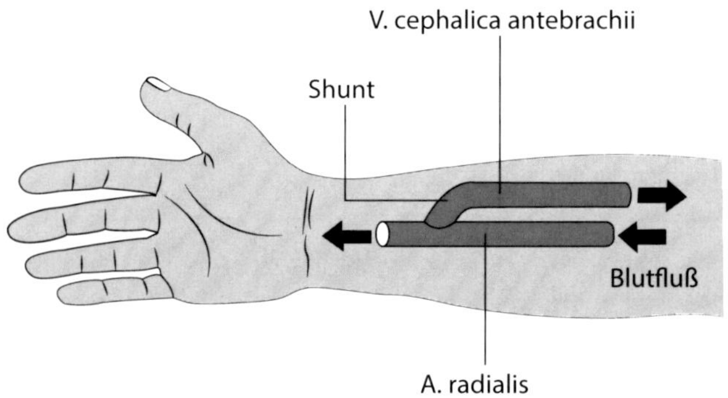

◘ **Abb. 5.8** Schema einer Brescia-Cimino-Fistel

nativen Alternativgefäßen. Zu unterscheiden sind zwei Prothesentypen: der Loop und das gerade Interponat (Überbrückung). Während ein Loop dem arterio-venösen Prinzip entsprechend eine Vene mit arteriellem Blut bespeist, kommen gerade Interponate als venöser Gefäßersatz zur Anwendung. Als Ergänzung gibt es noch die Patches, die wie ein Gefäßflicken benutzt werden. Alle Kunststoffgefäße und Gefäßteile sind nach der postoperativen Abheilung relativ zügig gut punktabel.

Funktionskontrolle

Sobald der Blutstrom intraoperativ freigegeben wird, „rauscht" der Shunt, was eine gängige Vokabel im Dialysebereich ist. Der Einstrom von arteriellem Blut in das venöse Gefäß verursacht an der Nahtstelle (Anastomose) sowie der näheren Umgebung ein schwirrendes Geräusch im Rhythmus des Pulsschlages, ähnlich den Geräuschen einer sausenden Eisenbahn. Dieses Rauschen ist mit einem Stethoskop akustisch sehr gut vernehmlich, aber auch mit den Fingerbeeren meist gut fühlbar. Eine gut entwickelte Shuntvene ist zudem in ihrem Verlauf häufig mit bloßem Auge sichtbar, besonders bei forcierter Gefäßfüllung unter Einsatz eines Stauschlauchs. Auch das patientenseitige Quetschen eines Shunttrainingsballs steigert die kräftige Befüllung einer Shuntvene, sodass sie fühl- und sichtbar wird.

Shuntkomplikationen

Wie bei jedem operativen Eingriff kann es auch bei Shuntoperationen intra- oder postoperativ, oft aber auch nach langer Zeit guter Funktionalität zu Komplikationen kommen:

- Shuntdysfunktion
  (Verschluss und/oder Thromboisierung der arterio-venösen Verbindung, Stenose im Anastomosenbereich, unzureichender Blutzufluss)
- Shuntinfektion
  (insbesondere bei Fremdmaterial)

- Steal-Syndrom
  (engl. für „stehlen"; durch die Versorgung des Shuntgefäßes ist der restliche Bereich der betroffenen Extremität minderdurchblutet; erkennbar durch subjektiv kältere Extremität, bläulich-livide Verfärbung, Schmerzen)

Operativ konstruierte Shuntgefäße sind sehr empfindlich hinsichtlich der Blutdrucksituation. Blutdruckabfälle auf systolisch unter 90–80 mmHg können dazu führen, es dass aufgrund der nachlassenden Gefäßwandspannung zu einem Kollabieren der arterio-venösen Anastomose und/oder des venösen Shuntgefäßes kommt. Dies kann zu adhäsiven Prozessen führen, bei denen die Gefäßwände zusammenkleben. Die Shuntvene kann in einem solchen Fall nicht mehr oder nur in speziellen Situationen für die Durchführung einer Hämodialysebehandlung verwendet werden.

Aus diesem Grund ist es untersagt, am Shuntarm Blutdruck zu messen, und bei Kunststoffshunts sollte deshalb kein Stauschlauch verwendet werden.

Shuntpunktion

Der Shunt eines Patienten ist dessen Überlebensader. Dies ist den meisten Patienten bekannt und bewusst, sodass sie dieses Körperareal beobachten, trainieren, pflegen und vor jeglichem Zugriff von Fremden schützen. Der Hintergrund ist simpel: Fehlpunktionen verursachen Schmerzen, Schwellungen und Hämatome sowie Verzögerungen im zeitlichen Ablauf. Vor allem wird die Neupunktion mit jeder Fehlpunktion eine größere Herausforderung für die punktierende Fachkraft.

Das Vertrauen zwischen Patient und Pflegefachkraft entscheidet nicht selten über den positiven Verlauf einer Shuntpunktion. Neulingen gegenüber besteht daher oft patientenseitig eine gewisse skeptische Grundhaltung. Umso wichtiger ist es, dass eine ausbildende Dialysefachkraft aktiv das Entstehen dieses Vertrauens fördert.

Vorüberlegungen zur Shuntpunktion

(Dialyse-)Punktionskanülen sind skalpellscharfgeschliffene Edelstahlhohlnadeln. Es handelt sich um Flügelkanülen (Butterflykanüle) mit zwei biegsamen Flügeln, die das Greifen erleichtern und eine sichere Kanülenführung ermöglichen sowie eine gute Befestigung gestatten. An die eigentliche Kanüle und die Flügel schließt sich ein mit einer farblich markierten (rot/blau) Plastikquetschklemme versehener Schlauch an, an dessen Ende sich ein Luer-Lock®-Gewinde mit Verschlussdeckel befindet. Durch Drehen des Schlauches kann die Edelstahlkanüle bedarfsentsprechend gedreht werden.

Für die Shuntpunktion stehen eine Vielzahl dieser Dialysekanülen zur Verfügung. Sie unterscheiden sich hauptsächlich in Länge und Dicke und können somit patientenindividuell ausgewählt werden, um den angestrebten Blutfluss zu realisieren. Hierbei limitiert der Kanülendurchmesser die Möglichkeiten einer Blutflusssteigerung. Die Wahl der richtigen Kanülengröße erfordert Erfahrung. Aber auch teaminterne Kommunikation und Patientengespräch erweisen sich nicht selten als richtungsweisend. Eine gewisse Orientierungshilfe bieten zudem Fluss- und Venendruckdiagramme, die von Dialysekanülenherstellern zur Verfügung gestellt werden. Die meistverwendeten Kanülenlängen liegen zwischen 15 und 25 mm. Die Dicke der Nadeln (der Außendurchmesser) wird in der Einheit Gauge angegeben, abgekürzt G. Je geringer der Gaugewert, desto dicker die Kanüle. Herstellerspezifisch haben Dialysekanülen entsprechend des Gaugewertes verschiedenfarbige Flügel.

Außendurchmesser	16 G	Entspricht	1,29 mm
	15 G	Entspricht	1,46 mm
	14 G	Entspricht	1,63 mm

Rote und blaue Farbmarkierungen unterscheiden Dialysekanülen in arteriell und venös. Arterielle Kanülen haben im Anschliffbereich eine geschlitzte Öffnung, um den Strömungsprozess des Blutes zu optimieren bzw. ein Ansaugen an die Gefäßwand zu verhindern (s. ◘ Abb. 5.9).

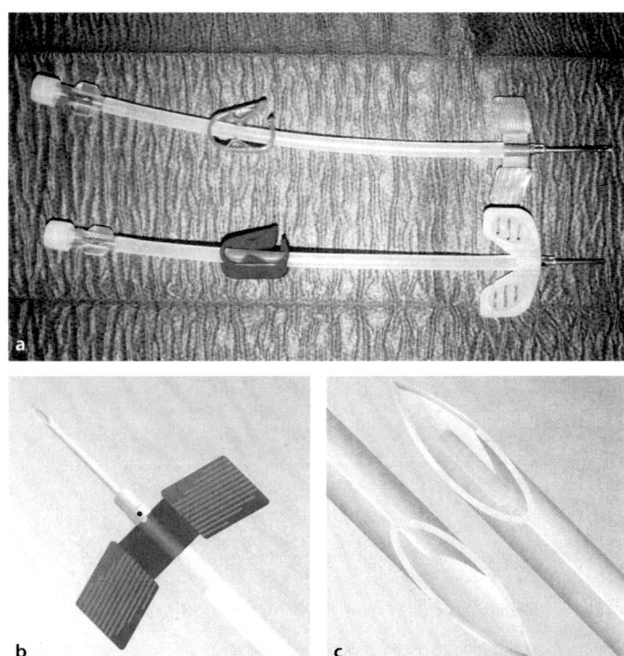

◘ **Abb. 5.9** **a** Arterielle und venöse Dialysekanülen mit Farbcodierung der Klemmen (oben arteriell, unten venös). **b** Schemadarstellung der abreißbaren Drehflügel an der Dialysekanüle. Der schwarze Punkt markiert die Anschliffseite, auf der Rückseite befindet sich ein roter Punkt. **c** Detailschema der Kanülenspitzen. (Aus Nowak et al. 2009)

Die ersten Überlegungen vor einer Shuntpunktion sollten lauten: Wie dick ist das zu punktierende Gefäß? Verläuft es gerade oder gewunden? Liegt es tief, oder ist es oberflächlich? Von wo wird die Shuntvene mit arteriellem Blut gespeist? Wo befindet sich die Anastomose?

Bei jeder Erstpunktion einer Shuntvene muss die Anastomose ertastet und erlauscht werden. Bei der akustischen Kontrolle eines gut funktionierenden Shunts ist das erwähnte deutliche Rauschen zu vernehmen.

Jedes ungewöhnliche Nebengeräusch ist ein Anlass zur Sorge. Typisch für eine Anastomosenstenose ist ein pfeifendes Geräusch, das entsteht, wenn eine große Blutmenge versucht, durch einen zu kleinen Kanal zu gelangen.

Bei einer Standardhämodialysebehandlung im Doppelnadelmodus werden zwei Kanülen so in einer Shuntvene platziert, dass genügend Distanz zwischen den Kanülenspitzen liegt, um eine Rezirkulation sicher zu vermeiden. Hierfür wird die Entnahmekanüle (rot, umgangssprachlich „Arterie“) näher bei der Anastomose in die Shuntvene eingebracht als die Rückgabekanüle (blau, umgangssprachlich „Vene“). Üblich ist es, beide Kanülen „mit dem Blutfluss“ zu punktieren, sodass sich beide Kanülenspitzen in Richtung des venösen Abstroms befinden. Bei der Punktion von Shuntvenen wird unter diesen Bedingungen „mit dem Schliff unten“ punktiert, was bedeutet, dass die scharfgeschliffene Kanülenöffnung bei der Draufsicht nicht erkennbar ist, da sie zum Gefäß zeigt. Diese Technik gewährleistet eine kalkulierte und minimierte Traumatisierung der Gefäßwand.

Ein Sicherheitsabstand von 1,5–3 cm von der Anastomose sollte zur Vermeidung einer schweren Anastomosenblutung eingehalten werden. Hierfür sollte sich die punktierende Fachkraft vor Augen führen, dass die Shuntvene aus einer Arterie bespeist wird und eine Anastomosenverletzung entsprechende Blutungskonsequenzen mit sich bringt.

Bei Kunststoffshunts und problematischen Nativshunts kann eine unkonventionelle Punktion durchgeführt werden, sofern die anatomischen Gegebenheiten es erlauben, einen Sicherheitsabstand von mehr als 5 cm von der Anastomose einzuhalten. Hierzu muss bekannt sein oder herausgefunden werden, aus welcher Richtung der arterielle Bluteinstrom erfolgt. Sodann wird die arterielle Punktionskanüle „gegen den Blutfluss" in das Shuntgefäß eingebracht. Unter dieser Punktionsbedingung muss die arterielle Kanüle „mit dem Schliff oben" punktiert und anschließend gedreht werden.

Jede Gefäßpunktion verursacht einen Defekt der Gefäßwand. Durch Berücksichtigung der Blutstromrichtung und achtsame Handhabung des Anschliffs von Dialysekanülen ist es möglich, diesen Defekt so kalkuliert zu verursachen, dass nach dem Entfernen der Kanüle lediglich ein halbmondförmiger Schlitz in der Gefäßwand zurückbleibt.

Um immer zu wissen, wo sich der Anschliff befindet, sind Dialysekanülen im außen befindlichen Silikonübergang mit kleinen Farbpunkten markiert.

Zur Vermeidung von Verwirbelungen wird die venöse Kanüle immer parallel zur Blutflussrichtung in das Shuntgefäß eingebracht.

Klassische Punktionstechniken

Drei Punktionstechniken werden im Dialysebereich traditionell angewendet:

- Strickleiterpunktion
  Die Shuntvene wird über die gesamte Länge des punktablen Gefäßbereichs verwendet. Ein anastomosennaher Bereich für die arterielle, ein anastomosenfernerer Bereich für die venöse Kanüle. Bei jeder Behandlung wird dabei die Punktionsstelle beider Kanülen etwa 0,3 cm höher gewählt. Am Ende der Strecke angekommen sind in aller Regel die

unteren Punktionsstellen sauber verheilt, sodass wieder von unten nach oben neu begonnen werden kann.
Vorteil: Koordinierte Narbenbildung an der Shuntvenenwand, Vermeidung von Gefäßaussackungen, gleichmäßige Aufdehnung der Shuntvene.
Nachteil: Die lange Punktionsstrecke wird von Patienten häufig als optischer Makel empfunden.

- Knopflochpunktion
  Im punktablen Bereich der Shuntvene werden lediglich zwei etwa 3 cm lange Areale ausgewählt, eines für die anastomosennähere arterielle, eines für die anastomosenfernere venöse Punktion. In jedem dieser beiden Bereiche werden drei Punktionslöcher erarbeitet, in der Anfangszeit möglichst nur von einer Fachkraft, die regelmäßig ihrer eigenen Technik entsprechend im gleichen Winkel punktieren wird. Mit der Zeit werden sich diese „Löcher" zu Gängen verändern, die durch einen körpereigenen krustenartigen Pfropfen verschlossen werden. Pfropf und Kruste müssen vor jeder Punktion unter Verwendung einer kleinlumigen sterilen Kanüle (z. B. 20 G, üblicherweise gelb, Durchmesser 0,9 mm × 40 mm) entfernt und der Gang gründlich desinfiziert werden. Bei guter Ausbildung dieser Knopflochareale kann nach einiger Zeit auf geschliffene Kanülen verzichtet und auf stumpfe Dialysekanülen umgestellt werden.
  Vorteil: Gefäßschonung, Reduktion der Fehlpunktionsquote, geringe Traumatisierung, einfache Handhabung, deutliche Reduktion von Punktionschmerzen.
  Nachteil: Infektionsgefahr.
- Arealpunktion
  Im Wortsinne von „Punktionstechnik" dürfte die Arealpunktion hier keine Erwähnung finden. Vielmehr handelt es sich um eine Methode, Dialysekanülen systemlos „irgendwie in eine Shuntvene hineinzuschummeln".
  Nachteil: An den Shuntvenenwänden entsteht ein unkoordiniertes Narbenmuster, das langfristig

Fehlpunktionen begünstigt, Blutstromverwirbelungen mit der Gefahr von Thrombenbildung verursacht und dem Entstehen von Pseudoaneurysmen Vorschub leistet (Pseudoaneurysma: Spaltbildung in der Shuntgefäßwand zwischen Intima und Media).
Im Effekt führen Arealpunktionen letztlich zu einer Shuntinsuffizienz (s. ◘ Abb. 5.10).

Nach der erfolgreichen (Strickleiter-)Punktion müssen die Kanülen entsprechend der zentrumsinternen Gepflogenheiten so befestigt werden, dass die Dialysekanülen nicht verrutschen können.

Die zuständige Dialysefachkraft ist dafür verantwortlich, dass das Kanülen- und Punktionsareal während der Behandlungsdauer frei einsehbar ist, auch im Winter.

Tatsächlich ist das Herausrutschen einer Dialysekanüle keine Seltenheit. Bei laufender Behandlung verursacht eine Kanülendislokalisation einen Alarm der Drucküberwachung, es sei denn, eine Verquickung unglücklicher Umstände hält den maschinell überwachten Druck konstant, beispielsweise, wenn sich die flüchtige Nadel in einem Lagerungskissen verheddert.

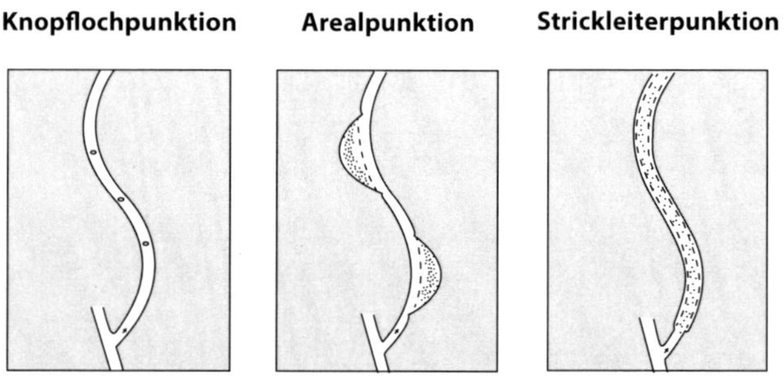

◘ **Abb. 5.10** Schema von Knopfloch-, Areal- und Strickleiterpunktion

Dann kann – je nachdem welche Nadel betroffen ist – sowohl Luft ins System eingesaugt als auch Blut aus dem Patienten herausgepumpt werden.

Auf einen Blick – Checkliste Shuntpunktion

- Shuntreinigung mit Seife und Wasser (nachfragen, Patient dazu auffordern) sowie Desinfektion des Punktionsareals mit Händedesinfektionsmittel
- Sitzposition des Patienten prüfen
- Vitalzeichenkontrolle
- Bequeme Lagerung/Position des Shuntareals
- Vollständigkeit der Materialien prüfen
- Händedesinfektion der punktierenden Fachkraft
- Shuntfunktionskontrolle (optisch, haptisch, ggf. akustisch mit desinfiziertem Stethoskop)
- Inspektion der Shuntumgebung (inklusive Hand oder Fuß der Extremität)
- Anlegen eines Stauschlauches ohne Festzurren (nicht bei Kunststoffshunts)
- Geplante Kanüle(n) prüfen, auspacken und unter hygienischen Bedingungen (griff-)bereitlegen.
- Hautdesinfektion des Punktionsareals („Sprühen – Wischen – Sprühen")
- Einwirkzeit beachten
- In der Wartezeit Stauschlauch festzurren, eventuell Shunttrainingsball „quetschen" oder eine Faust machen lassen
- Händedesinfektion und Anziehen von Schutzhandschuhen, einer Schutzbrille und idealerweise eines Mundschutzes
- Punktion durchführen
- Stauschlauch lösen
- Kontrolle der korrekten Lage nach zentrumsinternen Gepflogenheiten und Spülung mit NaCl 0,9 %

- Dialysekanüle fixieren
- Bei Dialysebehandlung über zwei Kanülen: Wiederholung des Ablaufs wie bei der ersten Kanüle

Nach der Punktion

> **Zum Anschluss an das Dialysegerät ist eine geringe Blutflusseinstellung zu wählen (ca. 100–150 ml/min).**

Wenige Minuten nach Anschluss an das Dialysegerät und Erreichen der Zielblutpumpengeschwindigkeit sollten sich die Zahlenwerte von arteriellem und venösem Druck bei nativen Shunts hauptsächlich durch das Vorzeichen voneinander unterscheiden, beispielsweise arterieller Druck −95 mmHg und venöser Druck +100 mmHg. Liegen die Zahlenwerte weit auseinander, muss bei korrekt liegenden Dialysekanülen von einer Shuntdysfunktion ausgegangen werden. Anzeigewerte von z. B. −20/+150 mmHg bei einem Blutfluss von 200 ml/min sprechen deutlich für eine venöse Abflussstörung. Zeigen die Werte bei gleichem Blutfluss hingegen z. B. −150/+75 mmHg, darf ein schlechter Zustrom aus der Shuntanastomose angenommen werden.

Bei Gefäßprothesen werden ebenfalls die arteriellen und venösen Druckwerte beobachtet und eingeschätzt, allerdings beruht die Einschätzung hier auf Erfahrung.

Fehlpunktionen

Nicht korrekt im Gefäß liegende Dialysekanülen werden von den Patienten durchweg als schmerzhaft empfunden. Selbst das Anliegen an der Gefäßwand ohne Verletzung derselben wird häufig mindestens als Missempfindung wahrgenommen.

Fast noch wichtiger als eine gelungene Punktion ist es, eine Fehlpunktion schnell zu erkennen, und dies möglichst nicht erst nach Anschluss des Patienten an das Dialysegerät. Liegt eine

Dialysekanüle nicht korrekt, gibt es zwei Möglichkeiten: Korrektur der Kanüle oder Entfernen der Kanüle.

Nicht korrekt liegende arterielle Dialysekanülen (und versehentlich geschlossene arterielle Klemmen) verursachen unmittelbar nach dem Starten der Blutpumpe ein zügiges starkes Absinken des arteriellen Drucks bevor der arterielle Druckalarm als Prioritätsalarm die Blutpumpe stoppt und die Quetschklemmen schließt.

Nicht korrekt liegende venöse Dialysekanülen (und versehentlich geschlossene venöse Klemmen) verursachen unmittelbar nach dem Starten der Blutpumpe ein zügiges starkes Ansteigen des venösen Drucks bevor der venöse Druckalarm als Prioritätsalarm die Blutpumpe stoppt und die Quetschklemmen schließt.

Auch jahrzehntelang erfahrene Dialysefachkräfte prüfen in den ersten Sekunden des Patientenanschlusses stets die initialen Druckverhältnisse, nicht selten kombiniert mit haptischer Kontrolle („Hand auflegen“).

Rezirkulationstest

Das am Dialysefilter gereinigte Blut soll frei ins venöse Gefäßsystem des Patienten abströmen. Dies gewährleistet ein intravasales Absinken der Urämietoxine und provoziert intrakorporal den Transfer weiterer Urämietoxine in die Blutbahn. Auch eine adäquate Regulierung der Serumelektrolyte ist abhängig von einer einwandfreien Abstromsituation.

Ist der venöse Abstrom des gereinigten Blutes jedoch gestört, wird bereits gereinigtes Blut erneut ins extrakorporale System eingespeist, wodurch sich die Entgiftungsleistung der Dialysebehandlung vermindert.

Um diesbezüglich die Shuntfunktion zu überprüfen, gibt es verschiedene Möglichkeiten, einen Rezirkulationstest durchzuführen.

Der auf reiner Beobachtung beruhende optische Rezirkulationstest zeigt beim volumenneutralen Anlegen des Patienten, ob im Kanülenschlauch der arteriellen Nadel rhythmisch „weiße Schlieren" (NaCl 0,9 %/Primingflüssigkeit) sichtbar werden. Voraussetzung für eine Aussagekraft dieses Tests sind korrekt liegende Dialysekanülen.

Eine laborchemische Harnstoffkontrolle ermöglicht eine weit präzisere Beurteilung der Dialysequalität und deckt eine eventuell vorliegende Rezirkulationsproblematik rasch auf. Hierzu werden drei Analyseergebnisse rechnerisch in ein Verhältnis gesetzt, nämlich der Harnstoffgehalt vor dem Dialysefilter, nach dem Dialysefilter und im peripheren Venensystem des Patienten.

Das Dialysegerät Fresenius 5008 bietet die unblutige Möglichkeit einer thermischen Rezirkulationsmessung während der laufenden Dialysebehandlung.

5.7.2 Dialyse – Katheter

Verschiedene medizinische Indikationen können zu der Entscheidung führen, einen großlumigen, getunnelten Vorhofkatheter zu implantieren.

Vorhofdialysekatheter werden üblicherweise über die großen Halsvenen (innere oder äußere Drosselvene, Vena jugularis interna oder externa) eingeführt. Die Katheterspitze liegt im rechten Vorhof.

Die Katheteraustrittsstelle (abgekürzt KAST) befindet sich meistens im oberen Brustkorbbereich, unterhalb des Schlüsselbeins. Der Schlauchbereich, der von dort bis zum Eintritt in die große Vene führt, verläuft unter der Haut.

Kurz vor Austritt aus der Haut befindet sich kreisrund um den Katheterschlauch ein Material, welches das Einwachsen erleichtert und somit die Positionierung sichert. Diese Dacron®-Muffe hat zudem antibakterielle Eigenschaften, um einer

Infektion des Tunnels vorzubeugen. Zusätzlich werden Dialysevorhofkatheter mit wenigen Fäden angenäht, da sie bis zum Einwachsen der Dacron®-Muffe noch positionsinstabil sein können. Die Fäden können 8–12 Wochen nach Katheteranlage entfernt werden. Problematische Fäden, die drohen, eine Entzündung der Katheteraustrittsstelle zu verursachen, werden unter Umständen etwas frühzeitiger entfernt, jedoch muss sichergestellt sein, dass der Dialysekatheter bereits positionsstabil ist.

Sowohl die Dacron®-Muffe als auch der Schlauchverlauf unter der Haut sind häufig gut sichtbar. Ein unterschiedlich langes Stück Katheterschlauch lugt aus der Haut hervor. Es ist mit einer Plastikquetschklemme versehen. Am Ende des außenliegenden Schlauches befindet sich ein genormtes Ansatzstück (Adapter) mit weiblichem Luer-Lock®-Gewinde.

Es ist es empfehlenswert, die Länge des außen befindlichen Katheterschlauches wöchentlich zu messen und dies zu dokumentieren (Länge in cm ab KAST bis Kante Luer-Lock®-Adapter). Dies stellt eine einfache Möglichkeit dar, Längen- und somit Lageveränderungen des Vorhofkatheters zweifelsfrei und frühzeitig zu erkennen. Wichtig ist hierbei, dass insbesondere die Messstelle am Adapter von allen Pflegekräften gleich gewählt wird; dies kann durch Erstellung eines Standards realisiert werden.

Je nach Präferenz der operierenden und entscheidungstragenden Ärzte werden einlumige oder doppellumige Katheter verwendet. Liegt ein solcher Katheter korrekt, ist auch die Behandlung problemlos durchführbar, unabhängig davon, ob bei einlumigen Kathetern im Single-Needle-Betrieb oder bei doppellumigen Kathetern im Doppelnadelmodus gearbeitet wird.

Doppellumige Dialysekatheter verursachen geringere Folgekosten, da ein Standardblutschlauchsystem verwendet werden kann, wohingegen bei einem einlumigen Vorhofkatheter ein teureres Single-Needle-System verwendet werden muss sowie ein Y-förmiges Verbindungsstück notwendig ist.

Die Dialysebehandlung über einen Vorhofkatheter verläuft in gleicher Weise wie bei Patienten mit Shunt. Die Katheterspitze ist mit Öffnungen versehen, deren Beschaffenheit Blutflüsse von bis zu 400 ml pro Minute erlauben. Bei einlumigen Kathetern verläuft der Blutstrom durch das Single-Needle-Verfahren während der Behandlung abwechselnd in beide Richtungen. Die beiden Schenkel (Lumina) bei doppellumigen Vorhofkathetern sind als arterieller und venöser Schenkel gekennzeichnet, und der Blutstrom verläuft entsprechend der (meist farblichen) Markierungen. Über den venösen Schenkel (blau) strömt das gereinigte Blut in den Katheter hinein, über den arteriellen Schenkel (rot) wird Blut hinaustransportiert. Der Bereich der Katheterspitze ist deshalb anders gestaltet als bei einlumigen Vorhofkathetern. Das venöse Katheterende liegt ferner als das arterielle Ende, um ein Wiedereinströmen von bereits gereinigtem Blut (Rezirkulation) zu vermeiden.

Zur Erhaltung der Funktionalität eines Doppellumenkatheters empfiehlt es sich, ein- bis zweiwöchentlich eine Behandlung mit vertauschter Flussrichtung (Schenkeltausch) durchzuführen. Hierbei kommt es zwar zu einer Rezirkulation, jedoch ist die Qualitätseinbuße bei ansonsten gut verlaufenden Behandlungen in einem vertretbaren Bereich.

Die Infektionsgefahr bei einem implantierten Vorhofdialysekatheter ist hoch.

Detaillierte und ernüchternde Hintergründe zu diesem Thema werden in dem Buch „Dialyseshunts" von Hepp et al. (2016) aufgezeigt.

Dialysevorhofkatheter verweilen zum Teil über Jahre. Auch der Umstand, dass der Katheter bis in den rechten Vorhof reicht, erklärt, dass die Vermeidung einer Infektion das oberste Ziel sein muss. Um eine katheterbedingte Sepsis zu verhindern, sollten die Katheteraustrittsstelle (KAST) und unter Umständen auch das Katheterschlauchende im dialysefreien Intervall unter keimarmen Bedingungen verbunden sein.

In aller Regel werden KAST-Verbände standardisiert nach internen Gepflogenheiten von allen Mitarbeitern in gleicher Weise durchgeführt.

Eine sorgfältige KAST-Inspektion sollte vor jeder Behandlung erfolgen und das Ergebnis der Begutachtung dokumentiert werden. Empfehlenswert ist es, hierfür eine Modifikation der KAST-Klassifikation nach Twardowski anzuwenden, bei der das Ergebnis der KAST-Begutachtung mit Zahlenwerten zum Ausdruck gebracht wird. Unter anderem in der Publikation „Zugänge zur Dialyse" (herausgegeben vom Fachverband nephrologischer Berufsgruppen, 3. Auflage, 2018) ist eine übersichtliche Tabelle der KAST-Klassifikation bei permanenten Kathetern abgebildet (S. 50); auch eine geeignete diesbezügliche Musterarbeitsanweisung ist dort zu finden (S. 88).

Alle Arbeiten am Vorhofkatheter müssen unter strenger Einhaltung von Hygieneregeln durchgeführt werden, es sei denn, lebensbedrohliche Ereignisse zwingen zu einem anderen Vorgehen.

Die hygienische Vorgehensweise bei der Versorgung von Vorhofkathetern lässt sich auf zwei probate Methoden reduzieren:

- Arbeit unter Einhaltung steriler Bedingungen
- Arbeit in der Non-Touch-Methode

Auf einen Blick – Checkliste Katheterbehandlung

- Dialysegerät katheterseitig
  (Vermeiden langer und unübersichtlicher Blutschlauchstrecken, Prophylaxe bei Notfällen)
- Erdungskabel (Potenzialausgleich) an Patientenbett bzw. Patientenliege und Dialysegerät prüfen

- Keine nicht geerdeten Elektrogeräte am Patientenplatz (Leselampe, Laptop, Fernseher etc.)
- Geschlossene Fenster
  (Verhindern von Keimverwirbelung durch Luftzug)
- Mundschutz für Patient und medizinische Fachkraft
  (Verhindern von Keimverwirbelung durch Atemluft)
- Vitalzeichenkontrolle
- Sehr gute Lichtverhältnisse
- Kopftieflage
  (KAST unterhalb Herzniveau, um eine Luftembolie sicher zu vermeiden)
- Arbeiten unter keimarmen Bedingungen (sterile Arbeitsweise oder Non-Touch-Methode)
- Vermeiden unnötiger Konnektionen (Infektionsprophylaxe, ggf. Verwendung von Hilfsmitteln wie Schlauchverlängerung oder Tego®-Konnektor)
- Dialyseübliche Hartplastik- oder Edelstahlklemmen sollten nicht angewendet werden, um den Katheterschlschlauch nicht zu beschädigen
- Zügige Abdeckung des KAST nach An- oder Abschluss an/vom Dialysegerät

Zentralvenöse Alternativen

Die Implantation eines Vorhofkatheters ist in aller Regel eine geplante ärztliche Maßnahme. Häufig, besonders in Akutsituationen, muss ärztlicherseits eine sofortige Lösung gefunden werden, um eine Hämodialysebehandlung oder ein Sonderverfahren durchführen zu können. Hierbei werden üblicherweise doppellumige Venenkatheter von bedarfsgerechtem Durchmesser verwendet (Shaldon-Katheter). Der Venenkatheter wird meist im Halsbereich gelegt (Vena jugularis interna, Vena subclavia). Es ist auch möglich, einen solchen Katheter in der Leiste einzubringen (Vena femoralis), was jedoch eher als umständebedingte Alternative praktiziert wird (erhöhtes Thromboserisiko, eingeschränkte Mobilität des Patienten, Infektionsgefahr aufgrund der lokalen Bedingungen im Intimbereich).

Die Arbeit an und mit zentralvenösen Dialysekathetern unterscheidet sich in keiner Weise von der Arbeit an und mit implantierten Vorhofkathetern. Insbesondere die Kopftieflage muss bei allen Arbeiten an offenen Kathetern beachtet werden, bei Femoralis-Kathetern jedoch nicht.

Katheterdysfunktion

Leider kommt es vor, dass auch Vorhofkatheter (oder andere zentralvenöse Gefäßzugänge) „nicht laufen" oder „nicht gut laufen", was die Dialysequalität mindert. Häufig sind die individuellen anatomischen Bedingungen ungünstig, beispielsweise bei sehr kachektischen und bei sehr adipösen Patienten. In beiden Fällen kann das unter der Haut befindliche Katheterlumen im Schlüsselbein- oder Halsbereich zusammengedrückt werden. Des Weiteren kommt es gelegentlich zu Verlegungen der Katheterspitze.

Dialysekatheter: Vorgehen bei Problemen vor der Behandlung

Treten Schwierigkeiten mit Dialysekathetern bereits vor Beginn der Behandlung auf, ist es entweder unmöglich oder spürbar erschwert, die Blocklösung (siehe ► Abschn. 5.8.5) zu aspirieren. Folgende Maßnahmen können das Problem lösen:

- Den Patienten bitten zu husten.
- Den Kopf des Patienten anders lagern, um ein Abknicken am Hals zu beheben.
- Den katheterseitigen Arm heben lassen, um das Schlüsselbein zu mobilisieren.
- Generell eine Veränderung der Liegeposition des Patienten ausprobieren.
- Katheter auf Knicke und Verdrehungen prüfen (s. ◘ Abb. 5.11).

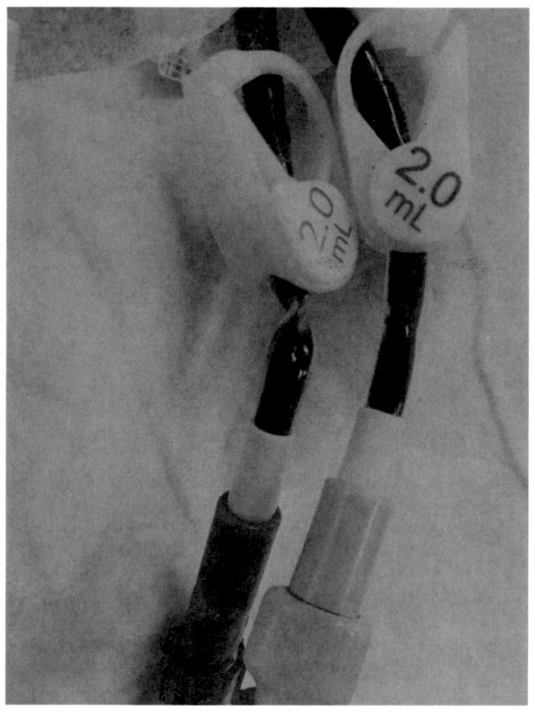

▪ Abb. 5.11 Verdrehung des arteriellen Katheterschenkels während der Behandlung

Bei Katheterproblemen sollten Neulinge erfahrene Kollegen um Hilfe bitten. Beheben aber alle durchgeführten Maßnahmen das Problem nicht, so ist dialyseärztliche Hilfe hinzuzuziehen. Häufig muss auf ärztliche Anordnung ein lysierendes Präparat in den Katheter eingebracht werden (z. B. Protease oder Altepase).

Dialysekatheter: Vorgehen bei Problemen während der Behandlung

Anfänglich gut laufende Dialysekatheter können im Behandlungsverlauf plötzlich Probleme bereiten. Hierfür kommen hauptsächlich zwei Ursachen infrage. Sehr häufig treten die Probleme aufgrund von Bewegungen des Patienten auf (z. B. Essen, Trinken, Buchseite umschlagen, Nase putzen). Vergleichsweise seltener kommt es zu Blutflussproblemen bei schlechter Refillingsituation. Bei diesen Patienten kann eine instabile Kreislaufsituation die Ursache der Problematik sein.

Dysfunktionale Dialysekatheter verursachen in aller Regel arterielle Druckalarme (Alltagssprache: der Katheter saugt). Dialysegeräte sind so konzipiert, dass eine Grenzwertüber- oder -unterschreitung zwangsweise die Blutpumpe stoppt. Diese kann erst dann in ihrer Bewegung fortfahren, wenn sich die entsprechenden Druckwerte innerhalb des gestatteten Wertebereiches befinden. Saugt der Katheter, heißt dies, dass die Blutpumpe für die gewählte Geschwindigkeit ein unzureichendes Blutangebot hat. Die Maßnahmen bei Anhalten der Ansaugproblematik entsprechen dem Vorgehen aus dem vorangegangenen Kapitel (Husten lassen, Arm anheben etc.). Zusätzlich kann es bei einlumigen Dialysekathetern notwendig werden, die Single-Needle-Einstellungen zu verändern (Hubvolumen und/oder Maximaldruck absenken, um die Pumpenlaufzeit zu reduzieren und den Umschaltzeitpunkt situationsangepasst schneller herbeizuführen), wie in ▶ Abschn. 5.4.1 vorgeschlagen.

Bei dysfunktionalen Doppellumenkathetern kann sich ein Schenkeltausch als hilfreich erweisen. Durch das Vertauschen der Anschlüsse kommt es zwar zu einer Qualitätseinbuße durch Rezirkulation, jedoch kann dieser Aspekt dann vernachlässigt werden, wenn die Alternative Behandlungsabbruch lauten würde.

Grenzwertüberschreitende Venendruckalarme treten bei Katheterbehandlungen insgesamt seltener auf als arterielle

Alarme. Hier ist zu unterscheiden, ob der Alarm patientenseitig verursacht wird (z. B. Katheterspitze liegt nach Bewegung ungünstig und erschwert den Bluteinstrom) oder ob das bereits erwähnte Luftfallensieb sich zugesetzt hat bzw. dies in Kürze zu erwarten ist, was oft nur durch eine komplette Systemspülung zu beurteilen ist. Nach Möglichkeit sollte die infundierte Systemspülmenge (NaCl 0,9 %) wieder über eine Erhöhung des Ultrafiltrationsvolumens entzogen werden.

Eine trickreiche Angelegenheit sind venöse (Folge-)Alarme, die sich unter Umständen in den negativen Messbereich bewegen können. Geräteseitige Venendruckuntergrenzen befinden sich meist bei +10 mmHg.

Ein negativer Venendruck bedeutet Sog und birgt die Gefahr einer Luftembolie.

Katheterprobleme erfordern umsichtiges Handeln. Deshalb sollte stets eine erfahrene Dialysefachkraft hinzugezogen werden; dies ist generell bei jedem Gefühl von Unsicherheit dringend zu empfehlen.

5.8 Antikoagulation bei der Dialysebehandlung

Gefäßdefekte verursachen eine Kettenreaktion, die vereinfacht ausgedrückt über zwei Arbeitsschritte funktioniert und die körpereigene Blutstillung (Hämostase) zum Ziel hat. Im ersten Schritt (primäre/zelluläre Hämostase) verengt sich das Gefäß und Thrombozyten heften sich an die defekte Stelle an, um das Leck abzudichten. Im zweiten Schritt (sekundäre/plasmatische Hämostase) werden nach Aktivierung verschiedener Gerinnungsfaktoren im Ergebnis Fibrinfäden am Ort des Geschehens gebildet, welche die Abdichtung der primären Hämostase stabilisieren.

Wichtig zu wissen ist hierbei im Rückblick auf die Möglichkeit von Shuntfehlpunktionen, dass das verletzte Gefäß mit einer Verengung reagiert; die Shuntvene bildet dabei keine Ausnahme. Dies erklärt, warum sich Neupunktionen nach Fehlpunktionen häufig sehr schwierig gestalten, selbst wenn kein ausgeprägtes Hämatom sichtbar ist.

Nicht nur eine Shuntpunktion, sondern auch der Kontakt des Blutes mit Fremdmaterial und Luft vermag die Gerinnungskaskade in Gang zu setzen. Ohne die Möglichkeit der pharmazeutischen Verlangsamung dieser Prozesse ist eine extrakorporale Behandlung von Blut zwar nicht unmöglich, jedoch erschwert und mit dem Risiko eines Blutverlustes wegen Verklottung (Thromboisierung) des im extrakorporalen Systems befindlichen Blutes behaftet.

Zur problemlosen extrakorporalen Behandlung von Blut wird das Blutgerinnungssystem des Patienten durch die Applikation einer gerinnungshemmenden Substanz beeinflusst. Idealerweise soll sich der Status des Blutgerinnungssystems eines Dialysepatienten beim Verlassen der Räumlichkeiten wieder im Normalbereich befinden. Patienten mit einer Dauerantikoagulationstherapie mit Thrombozytenaggregationshemmern (z. B. Acetylsalicylsäure oder Phenprocoumon) haben einen anderen Normalbereich, der bei der Dialysebehandlung in aller Regel nicht von Relevanz ist. Auch bei ihnen sollen sich nach der Dialysebehandlung die Gerinnungsparameter im ärztlicherseits angestrebten therapeutischen Bereich befinden.

5.8.1 Heparin

Aufgrund seiner geringen Halbwertszeit und der guten Verträglichkeit darf sich Heparin sicher zu den am meisten intravenös verabreichten Medikamenten in einer Dialyseabteilung zählen. Im praktischen Dialysealltag finden sich typischerweise zwei

Anwendungsmethoden: kontinuierliche und diskontinuierliche Verabreichung.

Eine Übungssache ist es, mit unterschiedlichen Personen über die Heparindosierung zu kommunizieren. Während manche in Milliliterangaben sprechen, beziehen sich andere auf die Internationalen Einheiten (IE) hinsichtlich der Wirkstoffmenge.

Für Dialyseneulinge ist es ratsam, sich diesbezüglich Notizen griffbereit zu halten, die eine schnelle Antwort auf die häufig gestellte Frage „Wie viele Einheiten wurden verabreicht?" ermöglichen.

Die Grundsätze bei der Verabreichung von Medikamenten müssen eingehalten werden: Richtiger Patient? Richtiges Medikament? Richtige Menge/Konzentration? Richtiger Zeitpunkt? Richtige Verabreichungsart? Auch die Plausibilität der Dosis muss kritisch im Blick behalten werden. Die Heparindosierung richtet sich nach dem Körpergewicht; starke Gewichtsschwankungen erfordern eventuell eine Dosiskorrektur.

Kontrolle der ärztlichen Anordnung: Soll es wirklich Heparin sein, oder ist ein Alternativpräparat (z. B. niedermolekulares Heparin) angeordnet?

Kontraindikation: heparininduzierte Thrombozytopenie (HIT)

Verabreichung und Dosis von Heparin überdenken bei
- kürzlich durchgeführten operativen Eingriffen (Augenoperation, Zahnextraktionen etc.) und
- Menstruationsblutungen.

Das Gegenmittel (Antidot) für Heparin ist Protamin.

Sofern die individuelle Ansprechbarkeit auf Heparin bei Patienten geprüft werden soll, empfiehlt es sich, die Gerinnungszeit zu messen (Kontrolle der aktivierten Gerinnungszeit, ACT), wofür in Dialyseeinrichtungen meist die entsprechenden Laborgeräte vorhanden sind.

ACT

- **Normwert bei Gesunden: ca. 80–100 s**
- **Unter Heparingabe während der Dialysebehandlung sollte der Wert ab 160 s aufwärts liegen, aber 200 s möglichst nicht überschreiten**

Antikoagulation vor Behandlungsbeginn

Sowohl bei der kontinuierlichen als auch bei der diskontinuierlichen Gabe wird vor dem Patientenanschluss eine Initialdosis verabreicht, um die generelle Bereitschaft zum Auslösen der Gerinnungskaskade zu blockieren.

Die Verabreichung der Initialdosis Heparin darf erst nach Blutdruckkontrolle erfolgen. Blutdruckwerte über 180 mmHg steigern signifikant das Risiko einer zerebralen Mikroblutung, weshalb in diesem Fall die Heparingabe erst nach der Absenkung des Blutdruckes erfolgen sollte.

Sofern Blutuntersuchungen geplant sind, sollten diese vor der Verabreichung der Initialdosis durchgeführt werden, insbesondere Blutanalysen, die Blutgerinnungswerte betreffen (INR-Kontrolle bei Phenprocoumoneinnahme). Doch auch das Messergebnis von Elektrolyten im Serum könnte verfälscht werden.

Antikoagulation während der Behandlung

Die Heparinantikoagulation im weiteren Dialyseverlauf kann unterschiedlich gehandhabt werden. Beim Bolussystem werden nach einem zentrumsindividuellen Schema unverdünnte Heparineinzelgaben verabreicht.

Bei der kontinuierlichen Applikation von (mit NaCl 0,9 % verdünntem) Heparin wird die individuelle Heparinmenge über eine geräteintegrierte Spritzenpumpe nach der arteriellen Blutpumpe zugeführt.

Bei der Verdünnung von Heparin mit NaCl 0,9 % wird häufig zur besseren Kalkulierbarkeit ein Mischungsverhältnis von 1:10

gewählt. Es sind aber auch andere Mischungsverhältnisse möglich (zentrumsinterne Gepflogenheiten). Die typischen Dosierpumpenspritzen bei Dialysegeräten haben ein Fassungsvermögen von 30 ml. Zur praktikablen Anwendung ist es durchaus üblich, für jeden kontinuierlich mit Heparin zu behandelnden Patienten 20–30 ml der Lösung vorzubereiten, was in aller Regel dazu führt, das am Ende der Behandlung ein Rest verworfen wird.

- Um 10 ml einer 10 %igen Heparin-NaCl 0,9 %-Lösung zu erhalten, werden 9 ml NaCl 0,9 % und 1 ml Heparin (5000 IE/ml) vermischt.
- Um 20 ml einer 10 %igen Heparin-NaCl 0,9 %-Lösung zu erhalten, werden 18 ml NaCl 0,9 % und 2 ml Heparin (5000 IE/ml) vermischt.
- Um 30 ml einer 10 %igen Heparin-NaCl 0,9 %-Lösung zu erhalten, werden 27 ml NaCl 0,9 % und 3 ml Heparin (5000 IE/ml) vermischt.

Sollen einem Patienten kontinuierlich 1000 IE Heparin pro Stunde verabreicht werden (pro Stunde 0,2 ml Heparin bei einer Konzentration von 5000 IE pro ml), muss die Dosierpumpe bei einer 10 %igen Verdünnung während der Behandlung auf 2,0 ml/h eingestellt werden. Es befinden sich dann in der Dosierpumpenspritze in jedem Milliliter der verdünnten Lösung 0,1 ml des Wirkstoffes Heparin.

Um das Nachblutungsrisiko zu minimieren, sollte die Blutgerinnungszeit zum Ende der Behandlungszeit wieder normalisiert sein. Dazu ist es erforderlich, die Dosierpumpe einige Zeit vor Ende der Behandlung auszuschalten. Dies wird am Dialysegerät eingestellt (sog. Stoppzeit). Diese Zeit beträgt durchschnittlich 20–40 min bei Patienten mit Kanülenbehandlung. Bei Katheterbehandlung kann auf eine Stoppzeit verzichtet werden, da es außer bei Katheterneuanlage kein Nachblutungsrisiko gibt.

Komplikationen

Heparin verlängert die Blutgerinnungszeit. Die Hauptkomplikation lautet daher: Blutung.

Wie bei allen Medikamenten können Unverträglichkeiten die Wahl eines anderen Antikoagulans erforderlich machen.

Nicht selten beklagen Dialysepatienten Haarausfall, der bei einer Umstellung auf beispielsweise niedermolekulares Heparin rückläufig sein kann.

5.8.2 Niedermolekulares Heparin

Ein in der Dialyse häufig verwendetes Alternativpräparat zum klassischen Heparin ist das niedermolekulare Heparin, auch unfraktioniertes Heparin genannt. Es gibt mehrere Präparate mit verschiedenen Konzentrationen dieses Wirkstoffes, der im Vergleich mit Heparin an anderer Stelle der Gerinnungskaskade seine Wirkung entfaltet. Die Möglichkeiten der Verabreichung sowie eine eventuelle Verdünnung mit NaCl 0,9 % entsprechen der von Heparin.

Das Antidot für niedermolekulares Heparin ist Protamin.

Drei wesentliche Unterschiede müssen bei der Verwendung von niedermolekularem Heparin im Dialysebereich beachtet werden:

- Andere Dosierungsberechnung als Heparin
- Längere Halbwertszeit (und somit bei kontinuierlicher Verabreichung längere Stoppzeit der Dosierpumpe) als Heparin
- Überprüfung der aktivierten Gerinnungszeit nicht aussagekräftig; Kontrolle von Anti-Faktor-Xa muss labordiagnostisch erfolgen

5.8.3 Andere Antikoagulanzien

Bei einer Heparinunverträglichkeit, beispielsweise einer heparininduzierten Thrombozytopenie (HIT), stehen derzeit folgende Substanzen zu Verfügung:

- Danaparoid (renale Eliminierung, kein Antidot)
- Argatopan (hepatische Eliminierung, kein Antidot)

Im regulären Dialysebetrieb finden diese Präparate selten Anwendung. Häufiger hingegen sind sie auf Intensivstationen im Einsatz.

Nicht unerwähnt bleiben soll hier die Möglichkeit einer regionalen Citrat-Antikoagulationstherapie. Durch Zugabe von Citrat ins arterielle Schlauchsystem wird Calcium gebunden. Dies hemmt die (calciumabhängige) Auslösung der Gerinnungskaskade. Im venösen Bereich des extrakorporalen Systems wird der Calciumgehalt durch gesteuerte Applikation von Calcium wieder normalisiert.

Diese CiCa-Antikoagulation (Ci für Citrat, Ca für Calcium) ist unüblich bei Standardhämodialysebehandlungen. Bei den kontinuierlichen Hämodialyseverfahren ist sie hingegen weit verbreitet.

5.8.4 Dialyse ohne Antikoagulation

Bei der Durchführung einer heparinfreien Dialyse wird die exakte Beobachtung des extrakorporalen Systems mit erfahrungsbasierter Interpretation der diesbezüglichen (nicht nur) maschinenseitigen Messwerte kombiniert, um ein Verklotten des Blutes zu verhindern. Realisiert wird die Behandlungsdurchführung mit Spülvorgängen (NaCl 0,9 %) des extrakorporalen Systems. Hierbei darf jedoch die Flüssigkeitsbilanzierung nicht außer Acht gelassen werden.

Es sind bestimmte Situationen, die es erforderlich machen, auf Heparin im Speziellen (z. B. bei HIT) oder eine Antikoagulation ganz allgemein verzichten zu müssen. Diese Situation ergibt sich nicht selten bei Dialysebehandlungen auf Intensivstationen. Hintergrund dafür ist meistens eine erhöhte Blutungsneigung, sei es nach akutem Trauma, nach operativen bzw. diagnostischen Eingriffen oder aufgrund anderer schwerer Erkrankungen, die die Blutgerinnung beeinflussen, beispielsweise schwere Leberschädigungen.

5.8.5 Antikoagulanzien und Dialysekatheter

Jeder längerverweilende Gefäßzugang wird vom Körper als Fremdmaterial identifiziert und setzt Abwehrmechanismen in Gang.

Während der Verwendung dieser Katheter verhindert das Eintropfen, -spritzen und -fließen von Medikamenten bzw. Infusionen oder Blut ein Verstopfen des Zuganges mit Thrombozyten und Fibrinfäden. Großlumige Venenkatheter, so auch die implantierten Vorhofkatheter, müssen in Zeiten der Nichtverwendung jedoch vor einem thrombotischen Verschluss bewahrt werden. Dies wird mittels einer antithrombotischen Befüllung des Katheterschlauchlumens erreicht, der umgangssprachlich Katheterblock genannt wird. Bei Verwendung eines Tego®-Konnektors ist ein medikamentöser Block nach Herstellerangaben nicht notwendig. Ohne Tego®-Konnektor-Verwendung kommen antithrombotische Substanzen auf Heparin- oder Citratbasis (in verschiedenen Konzentrationen möglich) zur Anwendung. Blocklösungen auf Citratbasis werden zunehmend bevorzugt, da sie neben dem antikoagulatorischen Effekt nachweislich einer bakteriellen Besiedelung entgegenwirken sowie den Bildungsprozess von Sekundärmembranen verzögern.

Nicht nur die Wahl der antithrombotischen Katheterblocksubstanz, sondern auch die Durchführung der luminalen Inhaltsmessung wird nach zentrumsintern festgelegten Kriterien erfolgen. Die Blockmenge ist häufig, aber nicht durchgängig auf den Kathetern selbst angegeben; unter Umständen muss die angegebene Blockmenge dennoch nach zentrumsinterner Vorgehensweise kontrolliert werden. Ist die Blockmenge einmal bekannt, sollte sie dokumentiert werden, um diese Information intern zugänglich zu machen und anderen Dialyseeinrichtungen mitteilen zu können,

„Geblockt" wird ein Dialysekatheter nach Beendigung der Dialysebehandlung und Katheterspülung mit NaCl 0,9 %. Die exakte Vorgehensweise sollte in zentrumsinternen Standards hinterlegt sein.

„Entblockt" wird ein Dialysekatheter vor Behandlungsbeginn. Hierbei wird die zur Befüllung verwendete Blocklösung aus dem Katheter entfernt und verworfen.

5.9 Medikamentenverabreichung im Dialysealltag

Dialysepatienten müssen häufig eine Vielzahl von Medikamenten einnehmen.

Während die reguläre alltägliche Medikamentenverabreichung überwiegend nicht den Aufgaben im Dialysebereich zugeordnet wird, gibt es dennoch spezielle Medikamente, die typischerweise in Dialyseeinrichtungen verabreicht werden.

Ganz allgemein ist zu beachten, dass bestimmte Substanzen dialysabel sind und somit während der Hämodialysebehandlung noch vor Eintritt der Wirkung wieder herausgewaschen werden können.

Intravenös zu verabreichende Medikamente werden nach dem Filter appliziert (außer Antikoagulanzien).

Unter Umständen müssen wegen des positiven Druckes im venösen Blutschlauchsystem Dosierpumpensysteme (Perfusor®, Infusomat®) verwendet werden, nach Möglichkeit mit Rückschlagventil.

Folgende Präparate werden auf ärztliche Anordnung (mit Dosisvorgabe) üblicherweise vom Fachpersonal verabreicht:

- Erythropoetin, vielfach nur Epo genannt, ist ein Medikament, das die Blutbildung steigert, also die Erythropoese (Bildung neuer Erythrozyten) im Knochenmark anregt. Erythropoetin gilt als dialysabel und wird in den letzten Minuten der Hämodialysebehandlung intravenös verabreicht, sofern nicht eine subkutane Applikation angeordnet ist; auch die subkutane Applikation erfolgt am Ende oder nach der Hämodialysebehandlung.
- Eisen hat eine hohe Eiweißbindung und ist nicht dialysabel. Daher wird es während der Behandlung tropfenweise intravenös verabreicht. Es kommt immer wieder vor, dass manche Patienten die Verabreichung nicht gut vertragen und mit gastrointestinalen Beschwerden (Durchfall, Erbrechen etc.) und/oder allgemeinem Unwohlsein darauf reagieren. Hier hilft es oft, das gewählte Eisenpräparat mit ca. 40 ml NaCl 0,9 % zu verdünnen und diese Lösung mithilfe einer Spritzenpumpe in den venösen Teil des Blutschlauchsystems zu applizieren.
- Cholecalciferol wird von vielen Patienten immer noch Dekristol® genannt, obwohl inzwischen Generika im Handel sind. Diese inaktive Form von Vitamin D_3 ist aufgrund hoher Eiweißbindung nicht dialysabel, sodass es während der Dialysebehandlung zur oralen Einnahme gereicht werden kann. Cholecalciferol ist lichtempfindlich und darf erst unmittelbar vor der der Einnahme aus der Verpackung genommen werden.
- Die intravenöse oder orale Verabreichung eines Antibiotikums wird überwiegend am Ende der Dialysebehandlung durchgeführt, da die meisten Antibiotika dialysabel sind. Hier ist es hilfreich, wenn zentrumsindividuell ein schriftlicher Standard die Vorgehensweise vorgibt.

Zur Vereinfachung der Dokumentation der Medikamentenverabreichung stehen vielfach Medikamentenaufkleber zur Verfügung, jedoch nicht für alle Präparate. Deshalb ist es empfehlenswert, die verwendete Ampulle und/oder die Verpackung in Patientennähe zu deponieren. Bei Ampullen ist darauf zu achten, eine Verletzungsgefahr abzuwenden.

5.10 Besondere Situationen

Als Dialyseweisheit gilt: Besondere Situationen erfordern besondere Maßnahmen.

5.10.1 Systemspülung

Eine Systemspülung ist eine einfache Methode, um einerseits einer Verklottung vorzubeugen (heparinfreie Dialyse) und andererseits, um den Zustand des extrakorporalen Systems bei Verdacht auf drohende Verklottung zu beurteilen:

- Pumpe stoppen
- Die arterielle Blutschlauchkonnektionsstelle mit einer NaCl 0,9 %-Quelle verbinden (Beutel oder Flasche mit entsprechendem Konnektionsmaterial)
- Den arteriellen Zugang zum Gefäßsystem des Patienten mit Kochsalzlösung spülen und mit einem sterilen Kanülenverschluss versehen (Kopftieflage bei der Arbeit an Dialysekathetern beachten)
- Starten der Pumpe mit niedrigem Blutfluss (beispielsweise 100–150 ml/min)

Mit dem Aktivieren der Blutpumpe sollte die Zeit sekundengenau abgelesen werden, sodass die infundierte Flüssigkeitsmenge exakt beurteilt werden kann. Läuft somit die Blutpumpe

2 min auf 150 ml/min, sind 300 ml NaCl 0,9 % verabreicht worden.

Während die Blutpumpe läuft, wird das gesamte extrakorporale System begutachtet. Die helle Kochsalzlösung wird eventuelle Koagel und/oder eine bedenkliche Dunkelfärbung des Dialysefilters, insbesondere aber ein problembehaftetes Luftfallensieb offenbaren.

Nachdem die gewünschte Menge Kochsalzlösung infundiert wurde, wird die Blutpumpe gestoppt. Lautet das Ergebnis der Begutachtung, dass das extrakorporale System nicht weiterverwendet werden sollte, werden Patient und System getrennt. Bei Entscheidung für eine Fortführung der Behandlung:

- Arteriellen Blutschlauch wieder am Patienten konnektieren
- Blutfluss wieder in den Zielbereich steuern
- Ggf. UF-Volumen anpassen

Doch Achtung: Kochsalzlösung hat eine deutlich geringere Dichte als Blut und fließt dadurch leichter in den venösen Gefäßzugang zurück. Das Absenken der Blutpumpengeschwindigkeit und die geringere Dichte führen während des Spülvorgangs und noch eine Weile danach zu einem Absinken des Venendrucks. Es ist dies die häufigste Situation, in der der Venendruck unter die Untergrenze absinkt und Alarme verursacht.

5.10.2 Behandlungsunterbrechung

Gewisse Situationen machen es erforderlich, den Patienten vorübergehend „vom Gerät zu nehmen“:

- Intradialytische Dislokation einer Dialysekanüle mit starker Blutung oder ausgeprägter Schwellung
- Nicht beherrschbare Blutflussprobleme
- Toilettengang
- Luftalarme/Schaumbildung im blutführenden System

Vorgehen:
- Sofern gefahrlos möglich, Blutrückgabe mit langsamer Geschwindigkeit (ca. 100–150 ml/min)
- Bypass einschalten/Ultrafiltration unterbrechen
- Arteriellen und venösen Blutschlauch mit einer Kochsalzquelle verbinden (Kopftieflage bei Arbeiten an Dialysekathetern)
- Gefäßzugänge mit Kochsalzlösung spülen
- Nach der externen Konnektion alle Klemmen wieder öffnen
- Starten der Blutpumpe (100–150 ml/min)

Dieses sog. Zwischenhängen ermöglicht eine verklottungsfreie Zirkulation des Restblut-Kochsalz-Gemisches. Sofern das Zwischenhängen mit vorheriger Blutrückgabe als Möglichkeit gewählt wird, das System hinsichtlich drohender Verklottung zu beurteilen, kann im ungünstigsten Falle das zirkulierende Gemisch verworfen werden. Rechtzeitig zur Anwendung gebracht, verhindert dieses Vorgehen nicht selten einen größeren Blutverlust (beim Verwerfen eines verklotteten komplett blutgefüllten extrakorporalen Systems, etwa 250–300 ml Blut), der bei chronisch anämischen Dialysepatienten möglichst zu vermeiden ist.

Besonders bei Toilettengängen ist eine vorangehende Blutrückgabe zu empfehlen. Wie bereits erwähnt, ist Stuhldrang ein sehr häufiges Symptom für eine Kreislaufinstabilität. Zudem verleitet der Drang, die Toilette aufsuchen zu wollen, dazu, überhastet die liegende Position zu verlassen, was eine orthostatische Hypotonie verursachen kann. Auch wenn Patienten die Dialysefachkraft zur Eile drängen, sollte daher auf diese kreislaufstabilisierende Maßnahme nicht verzichtet werden.

Bei Luft- und Schaumproblemen ist es aus Sicherheitsgründen ratsam, ohne Blutrückgabe zwischenzuhängen.

5.10.3 Alarmierungen

Gerätealarme haben unterschiedliche Prioritäten. Einige Alarme verursachen daher neben Licht- und Tonsignal umgehend einen Stillstand der Blutpumpe(n) mit Schließen der Quetschklemmen. Andere Alarme lösen ohne Einfluss auf die Blutpumpe einzig ein Licht- und Tonsignal aus.

Alle Alarme müssen von Dialysefachkräften geprüft und quittiert werden.

Eine erfahrene Dialysefachkraft erfasst bei Gerätealarmierungen mit beinahe einem Blick folgende Punkte:
- Ist der Patient in Ordnung?
- Ist der Gefäßzugang in Ordnung?

1. Blutseitige Alarme
- Luft im System/Schaumbildung?
- Druckabnehmer in Ordnung?
- Schlauchklemmen geöffnet/geschlossen?
- Abknickungen und Schlauchverdrehungen im blutführenden System (inkl. Kanüle/Katheter)?
- Offene Pumpentüren?
- Nicht eingefädelte Schläuche in sensorüberwachten Quetschklemmen?
- Schlauchquetschklemmenstellung situationsgerecht?

2. Wasserseitige Alarme
- Dialysatkomponenten angebracht und substanziell ausreichend? (Bicarbonat, „saures“ Konzentrat, sonstige Komponenten)

Insbesondere die blutseitigen Alarme müssen zügig und mit erhöhter Achtsamkeit bedient werden. Die Patientensicherheit muss hierbei immer im Vordergrund stehen. Sofern die Situation unklar ist, ganz besonders bei Luftalarmen und

Schaumbildung, sollte der Patient zwischengehängt werden. Es ist von großem Vorteil, dies einem entsprechenden Patienten in einfachen Worten zu erläutern; er wird sich sofort sicher fühlen, und eine wichtige Station zur Vertrauensbildung ist damit erreicht. Sodann kann die Dialysefachkraft in aller Ruhe auf Fehlersuche gehen und das Problem beheben.

Spätestens bei der Fehlersuche erweitert sich das Suchfeld:

- Wasseranschluss richtig konnektiert?
- Abflussschlauch korrekt platziert?
- Stromversorgung gewährleistet? Sitzt der Stecker richtig?
- Erdung (Potenzialausgleich) korrekt?

5.10.4 Maschinenaustausch

Gelegentlich kommt es vor, dass ein Gerät nicht oder nicht mehr einsatzbereit ist. Dies kann den Tagesablauf durcheinanderbringen, muss es aber nicht. Um in dieser Situation die Ruhe bewahren zu können, ist es erstrebenswert, im Umgang mit den Dialysegeräten so versiert zu sein, als würde das eigene Auto oder eine Kaffeemaschine bedient.

- Patient vom Gerät abschließen
  (Unter Umständen muss die Blutpumpe manuell bedient werden)
- Patienten-/Gerätedaten erfassen und dokumentieren
  (Uhrzeit, Blutdruck, Herzfrequenz, bisher entzogene Flüssigkeitsmenge, bisher verstrichene Dialysezeit, musste Blut verworfen werden oder nicht, Fehlernummer/kurze Beschreibung des Problems)
- Gefäßzugang mit Kochsalzlösung spülen und verschließen
  (Kopftieflage bei Arbeiten an Dialysekathetern)
- Gerät am Hauptschalter ausschalten und Anschlüsse entkoppeln (Strom, Erdung, Wasserzulauf, Wasserablauf)
- Gerät aus dem Dialysebereich entfernen (meist gibt es in Dialyseeinrichtungen einen Technikerraum)

- Neues Gerät aus der Reserve holen und verkoppeln (Strom, Erdung, Wasserzulauf, Wasserablauf)
- Neues Gerät starten und vorbereiten
- Patientendaten unter Berücksichtigung der zuvor notierten Informationen einprogrammieren (und auch dies dokumentieren)
- Nach Abschluss der Gerätevorbereitung Patient neu anschließen, Vitalwerte kontrollieren und dokumentieren
- Technischen Service informieren, um das defekte Gerät reparieren zu lassen

Hilfreich ist es, sich unterstützen zu lassen. Ein Gerät auszutauschen ist kein Hexenwerk, sondern ein Vorgang, der lediglich eingeübt werden muss.

5.10.5 Stromausfall

Anders als der Ausfall eines Dialysegerätes sieht es bei einem Stromausfall aus, weil damit die Gefahr verbunden ist, dass innerhalb eines gewissen zeitlichen Fensters alle Geräte ausfallen. Der fehlende Strom wird von Dialysegeräten mit optischen und akustischen Alarmen gemeldet, was eine sofortige Unruhe verursacht. Dialysegeräte können eine gewisse Zeit ohne Strom weiterarbeiten; diese Laufzeiten „auf Akku" sind bei den verschiedenen Dialysegeräten individuell unterschiedlich. Findet der Stromausfall bei fehlendem Tageslicht statt, hat bei Dunkelheit eine entstandene Unruhe das Potenzial, in eine Panik umzuschlagen. Diese Panik zu verhindern, ist das oberste Ziel einer Dialysefachkraft. Es ist von großer Wichtigkeit, dass sich eine Fachperson umgehend mit dem Stromausfall auseinandersetzt (zentrumsinterne Vorgehensweise) und sich alle anderen Fachkräfte in den Dialyseräumen aufhalten, um die Patienten durch persönliche Präsenz zu beruhigen. Sofern so installiert, springen nach wenigen Sekunden bis Minuten die Notstromaggregate an, sodass die Beleuchtung wiederhergestellt sein sollte. Wenn es dunkel bleibt, haben die Dialysegeräte dennoch eine minimale Leuchtkraft.

Kann die Stromversorgung in absehbarer Zeit nicht wiederhergestellt werden, müssen die Patienten rasch von der Maschine abgeschlossen werden; unter Umständen ohne Blutrückgabe. Hier zeigt sich, wie wichtig es ist, die Situation der Patienten genau zu kennen: Patienten mit zuvor grenzwertig labiler Kreislaufsituation sollten nicht volumendefizitär abgeschlossen werden; Patienten hingegen, die kreislaufstabil sind, verkraften dies voraussichtlich gut. Sollte die Situation auf eine Art Evakuierung hinauslaufen, kann es sich als sehr hilfreich erweisen, Patienten von gutem Allgemeinzustand unterstützend in die Evakuierung miteinzubeziehen.

5.10.6 Brandgefahr, Rauch, Feuer

Das Vorgehen bei Rauchentwicklung oder Feuer ist ähnlich wie zuvor bei Stromausfall mit Evakuierung geschildert, nur muss alles sehr viel schneller gehen. In großen Dialyseeinheiten sind viele Personen zu retten, weshalb eine schnelle und effiziente Vorgehensweise von oberster Priorität ist. Wieder muss eine Fachperson dafür Sorge tragen, dass der Notruf abgesetzt wird, und diese Person sollte dann möglichst auch die Evakuierung leiten und lenken sowie die Kommunikation mit externen Hilfskräften sicherstellen:

- Notabschluss vom Dialysegerät: Gefäßzugänge jeder Art werden geschlossen und das Blut verworfen
- Gehfähige helfen Nichtgehfähigen
- Aufzüge dürfen nicht benutzt werden
- Selbstschutzprinzipien beachten

Um einer solchen Situation gewachsen zu sein, ist es notwendig, Kenntnis von den Rettungswegen und Sammelpunkten zu haben sowie über Grundkenntnisse der Brandbekämpfung zu verfügen. Hierfür werden im Gesundheitswesen regelmäßig Brandschutzübungen durchgeführt; die Teilnahme an Brandschutzübungen ist verpflichtend für alle Mitarbeiter.

5.10.7 Notfälle

Medizinische Notfälle können sich an jedem erdenklichen Ort ereignen, so auch in einer Dialyseeinheit.

Kreislaufabfall

Während der Hämodialysebehandlung befinden sich durchschnittlich mindestens 300 ml Blut außerhalb des Körpers, eine Menge also, die auch völlig gesunde Menschen durchaus vorübergehend erblassen lässt. Zusätzlich wird bei der Mehrzahl der Dialysepatienten Flüssigkeit aus dem Intravasalraum entfernt. Gelingt die Refillingleistung eines Patienten nicht, oder nicht ausreichend, gelangen diese Personen in einen durch die Behandlung verursachten Blutvolumenmangelschock. Es wurde zuvor bereits erläutert, wie dies zu erkennen und zu behandeln ist. Wichtig zu wissen ist zusätzlich, dass ein nicht rechtzeitig erkannter und behandelter Blutvolumenmangelschock unter Umständen zu einer lebensbedrohlichen Situation eskalieren kann.

Besonders langjährige Dialysepatienten lassen sich gerne extrem „trocken fahren", was bedeutet, dass sie vorsätzlich unter ihr Trockengewicht gelangen möchten. Dies geht so weit, dass es gelegentlich sogar zur Angabe von falschen Istgewichten kommt. Obgleich viele dieser Patienten sich in Worten äußern, wie „Wenn mir komisch wird, sage ich Bescheid", zeigt die

Realität, dass ein Kreislaufkollaps im Bruchteil von Sekunden zu Nichtansprechbarkeit führt. Symptome dafür sind:

- Starrer Blick
- Fahle Gesichtsfarbe
- Wächserne, feuchte Haut
- Lallende Geräusche
- Zittern
- Erbrechen und/oder Speichelfluss
- Maschinenseitig: arterielle Blutflussprobleme

In einer solchen Situation müssen sofort von der Pflegefachkraft kreislaufstabilisierende Maßnahmen ergriffen werden, und zwar vor der Blutdruckmessung. Gleichzeitig sollte umgehend kollegiale Hilfe angefordert werden. Stabilisiert sich die Situation des Patienten nicht innerhalb weniger Minuten, ist der zuständige Arzt zu informieren.

Überwässerung

Dialysepatienten kommen in der Regel in einem unterschiedlich ausgeprägt überwässerten Zustand zur Dialysebehandlung. Es ist eher die Regel als die Ausnahme, dass dieser Zustand sich subjektiv unauffällig darstellt. Trotz unter Umständen hoher Flüssigkeitsbelastung wird oft sogar Wohlbefinden geäußert. Neben der Ist- und Sollgewichtsdifferenz sind Überwässerungen leicht zu erkennen:

- Ödeme (z. B. Augenlider, Unterschenkel)
- Erhöhter Blutdruck
- Eventuell leichte Luftnot

Es empfiehlt sich bei hoher Flüssigkeitsbelastung eine volumendefizitäre Anlegeweise an das Dialysegerät. Dadurch wird das intravasale Volumen initial um ca. 250 ml Flüssigkeit reduziert.

Dekompensiert der hypervolämische Zustand, tritt zunehmend und oft rasch Flüssigkeit in das Lungengewebe über;

die Patienten entwickeln ein Lungenödem. Dieses kann nur bei geringgradiger Ausprägung in einer normalen Dialyseeinheit behandelt werden. Bei starker Luftnot mit reduzierter Sauerstoffsättigung ist eine intensivmedizinische Betreuung notwendig.

Hier steht dann der sofortige Volumenentzug im Vordergrund. Schnell erkannt und behoben sind dauerhafte Schädigungen des Lungengewebes nicht zu erwarten.

Symptomatische Hyperkaliämie

Der Kaliumwert im Serum liegt physiologisch im Bereich von ungefähr 3,5–5,0 mmol/l.

Es gibt eine Vielzahl an kaliumhaltigen Nahrungsmitteln und Getränken, aber auch Infusionslösungen und Medikamente können das Serumkalium erhöhen.

Kalium ist ein wichtiger Elektrolyt und gewährleistet eine optimale muskuläre Reizweiterleitung. Schon leicht erhöhte Kaliumwerte (>5,5 mmol/l) können die Reizweiterleitung am Herzen stören; ab einem Serumkaliumwert von 6,0 mmol/l sind EKG-Veränderungen zu erwarten, wobei nicht zwingend subjektive Beschwerden auftreten müssen.

Obgleich Dialysepatienten sich sukzessive an hohe Kaliumwerte gewöhnen können, führen deutlich überhöhte Werte zu individuell unterschiedlichen Beschwerden:

- Missempfindungen (Kribbeln) auf der Haut
- Schwere Zunge, Artikulationsbeschwerden
- Schwere Beine, muskelkaterähnlich
- Kraftlosigkeit

Das Mittel der Wahl bei hyperkaliämischen Dialysepatienten lautet: Kaliumelimination durch umgehende Durchführung einer Hämodialyse.

Aber auch bei Serumkaliumwerten von über 6,5 mmol/l und symptomatischen Beschwerden sollte initial ein Dialysatkalium von 2,0 mmol/l gewählt werden, um ein zu starkes

Konzentrationsgefälle am Dialysator zu vermeiden. Erst wenn Serumkaliumkontrollen belegen, dass die Kaliumelimination unzureichend verläuft, beispielsweise bei niedrigem Blutfluss oder Rezirkulation, kann ein Dialysatkalium von 1,0 mmol/l in Erwägung gezogen werden. Im Dialysealltag wird, wenn nötig, meist erst in der letzten Stunde das Dialysatkalium auf 1,0 mmol/l verändert.

Die Hämodialysebehandlung gleicht die typischerweise vorliegende Azidose aus, was ebenfalls zu einem Absinken der Serumkaliumkonzentration führt. Dieser Aspekt sollte bei der Kaliumregulierung miteinkalkuliert werden.

Nach 0,5–1,0 h Hämodialyse mit einem Dialysatkalium von 1,0 mmol/l sollte das Dialysatkalium auf 2,0 mmol/l angehoben werden; sicherheitshalber ist eine Serumkaliumkontrolle empfehlenswert.

Es ist von großer Wichtigkeit, die Kaliumregulierung sehr achtsam und patientenindividuell zu regulieren. Kardiologische Dialysepatienten beispielsweise haben häufig vergleichsweise höhere postdialytische Zielwerte für Serumkalium als nicht kardial schwer erkrankte Dialysepatienten.

Orientierungshilfe für die Wahl des Dialysatkaliums:

K^+ (Serum)	K + (Dialysierflüssigkeit)
</=4,4 mmol/l	4,0 mmol/l
4,5–5,2 mmol/l	3,0 mmol/l
5,3–6,4 mmol/l	2,0 mmol/l
>/=6,5 mmol/l	Anfangs 2,0 mmol/l Später unter Umständen 1,0 mmol/l für eine begrenzte Zeitspanne

Die Wahl des Dialysatkaliums ist eine ärztliche Anordnung.

Auf Intensivstationen kann eine medikamentöse Therapie (z. B. Glukose- und Insulingabe, rektale/orale Verabreichung eines Kationentauschers wie Resonium®) eine Option zur Senkung des Serumkaliumspiegels darstellen.

Dysäquilibrium

Besonders bei Erstdialysen ist es sehr wichtig, die regulativen Vorgänge streng zu limitieren. Im Verlauf von mehreren Tagen sollten Dialysezeit und Blutfluss langsam gesteigert werden, um bei der Elimination von Urämietoxinen das Entstehen eines zu großen Konzentrationsgefälles zwischen Intravasalraum und Extra-/Intrazellularraum zu verhindern. Da Harnstoff nur langsam und mit Verzögerung das zerebrale Gewebe verlassen kann (Blut-Hirn-Schranke), führt ein dialysebedingt zu hohes Konzentrationsgefälle zu osmotischen Vorgängen, die im Resultat eine Hirndrucksymptomatik auslösen können.

Empfehlung für Erstdialysen:

- Kurze Behandlungsdauer
- Niedriger Blutfluss
- Low-Flux-Filter
- Gleichstrom statt Gegenstrom (Dialysat)
- Engmaschige Vitalzeichenkontrolle
- Befinden des Patienten erfragen

Hartwassersyndrom

Bei einem Defekt der Wasseraufbereitungsanlage und/oder der Sicherheitssysteme kann unbehandeltes Leitungswasser in die Ringleitungen eingespült werden. Dies führt bei laufender Behandlung patientenseitig zu einer akuten Elektrolytentgleisung. Symptome:

- Blutdruckanstieg
- Arrhythmien
- Übelkeit/Erbrechen
- Muskelkrämpfe/generalisierter Krampfanfall

Maßnahmen: Dialysatfluss umgehend unterbrechen und Behandlung abbrechen.

Kreislaufstillstand

Es gibt zahllose Ursachen für ein Herz-Kreislauf-Versagen. Das zentrumsindividuelle Vorgehen muss allen Mitarbeitern bekannt sein, rein informativ auch jenen, die nicht direkt an den Patienten arbeiten, um unter Umständen unterstützend den reibungslosen Ablauf der außergewöhnlichen Notsituation zu gewährleisten.

Wichtige allgemeingültige Maßnahmen sind:

- Kollegiale und ärztliche Unterstützung anfordern und Notruf absetzen (lassen)
- Blutrückgabe und Infusion von Kochsalzlösung aus externer Quelle (pumpengesteuert)
- Ultrafiltration abschalten
- Harte Körperunterlage (Reanimationsbrett) oder Patient zu Boden legen, sofern möglich
- Kopf überstrecken/Atemwege freimachen
- Herzdruckmassage beginnen
- Notfallkoffer herbeiholen (lassen)
- Sauerstoffversorgung gewährleisten/ggf. Einsatz des Ambu®-Beutels
- Rettungswege freihalten und ggf. Türen für den Rettungsdienst öffnen

Sehr wichtig ist es zudem, dass die übrigen Dialysepatienten weiterhin gut überwacht bleiben.

Luftembolie

Eine der gefürchtetsten Hämodialysekomplikationen stellt die Luftembolie dar. Deshalb:

- Unter keinen Umständen darf ein Luftfallenalarm quittiert und überbrückt werden (sofern überhaupt geräteseitig

möglich), ohne dass zuvor die verursachende Situation zweifelsfrei geklärt wurde
- Unbedingt muss bei Arbeiten an offenen zentralvenösen Zugängen der Patient in eine Kopftieflage gebracht werden

Ist es dennoch zu einer Luftembolie gekommen, zeigt sich dies in folgenden Symptomen:
- Schmerzen beim Atmen, Husten
- Luftnot
- Tachykardie
- Kreislaufkollaps
- Panikgefühl

Sofortmaßnahmen:
- Weiteren Lufteintritt unterbinden
- Umgehend linksseitige Kopftieflage
- Kollegiale und ärztliche Unterstützung anfordern
- Volumensubstitution (NaCl 0,9 % aus externer Quelle)
- Notruf absetzen (lassen)
- Rettungswege freihalten, ggf. Türen für den Rettungsdienst öffnen (lassen)

Blutverlust

Obwohl begrifflich auch normaldimensionierte postdialytische Nachblutungen von Patienten als Blutverlust empfunden und so benannt werden, stellen diese Blutungen in aller Regel keinen Notfall dar. Sollte es unmöglich sein, eine postdialytische Nachblutung zu beherrschen, kann es jedoch notwendig werden, den Patienten gefäßchirurgisch versorgen zu lassen.

Ein hochvolumiger Blutverlust hingegen stellt einen Notfall dar, der in aller Regel eine intensivmedizinische Überwachung notwendig macht.

Zu einem hochvolumigen Blutverlust kann es kommen, wenn pumpengesteuert das gereinigte Patientenblut nicht zurück zum Patienten gelangt, sondern nach außerhalb. Dies kann nur dann geschehen, wenn eine Verquickung von drei unglücklichen Umständen zusammentrifft:

- Dislokation der venösen Kanüle
- Dislokation wird vom Patienten nicht bemerkt
- In der Punktionsumgebung liegt die venöse Kanülenspitze nach Verlassen der Shuntvene vor einem Widerstand (Kissen, Ärmel etc.)

In diesem Fall verhindert der Widerstand vor der venösen Kanülenspitze, dass die geräteseitige Drucküberwachung einen venösen Druckabfall detektieren kann, der als Prioritätsalarm die Blutpumpe stoppen würde.

Bleibt der Zwischenfall unbemerkt, verliert der Patient bei einer beispielhaften Blutflussgeschwindigkeit von 250 ml/min innerhalb von 5 min 1,25 l Blut.

Diese Verquickung unglücklicher Umstände geschieht zugegeben selten, jedoch kommt es vor. Die einzige Methode, dies zu verhindern lautet Vorbeugung:

- Sichere Befestigung der Dialysekanülen
- Sichern der Blutschläuche durch körpernahe Befestigung
- Befestigung der blutführenden Schläuche niemals am Patientenbett
- Freie Sicht auf das Punktionsareal
- Präsenz im Dialyseraum
- Regelmäßige Sichtkontrollen

5.11 Fazit

Das Aufgabengebiet „Dialyse“ ist vielfältiger als es auf den ersten Blick scheint. In der Alltagsrealität muss eine Pflegefachkraft nicht nur hinsichtlich Funktions- und Vorgehensweise bei verschiedenen Blutreinigungsverfahren gründlich geschult sein, sondern die sichere Bedienung zahlreicher und zum

Teil grundverschiedener Hämo- bzw. Peritonealdialysegeräte (► Abschn. 6.1) sowie die Geräte für eine extrakorporale Blutreinigung für Behandlungen bei nicht renalen Erkrankungen (► Kap. 7) beherrschen .

Mit der reinen Bedienung der blutführenden Geräte ist es aber nicht getan. Für die Durchführung einer Hämodialysebehandlung ist es erforderlich, mit der Funktionsweise und der Bedienung von festinstallierten und mobilen wasseraufbereitenden Anlagen vertraut zu sein.

Unter Umständen müssen Dialysebehandlungen den örtlichen Erfordernissen des Patienten angepasst werden (z. B. Dialysebehandlung auf Intensivstationen oder in geschlossenen psychiatrischen Einheiten). Hierfür ist neben der ganzen Bandbreite an Fachwissen und medizintechnischen Kenntnissen eine hohe Flexibilität erforderlich.

Die speziellen medizinischen Kenntnisse, wie in den ersten Kapiteln vorgestellt, müssen im Alltag abrufbar sein. Venenpunktionen und der Umgang mit implantierten Vorhofkathetern und temporären zentralvenösen Kathetern ist eine tagtägliche Aufgabe. Dialysefachpersonal ist in der Vorgehensweise bei kardiovaskulären Notfällen und anderen lebensbedrohlichen Situationen geschult; diese Kenntnisse und Fertigkeiten werden (verpflichtend) regelmäßig aufgefrischt. Des Weiteren zählen zum Repertoire von Dialysefachpersonal: Diagnostische Assistenz (EKG schreiben, Urin- und Blutuntersuchungen etc.), Hygienekenntnisse, Grundkenntnisse im Themenbereich Ernährungsberatung, dialyserelevante Kenntnisse der Sozialgesetzgebung, Wissen über Infektionserkrankungen und Impfprophylaxen, Überblick über zahlreiche Medikamente sowie Kenntnisse von deren Nebenwirkungen, der Art der Verabreichung (oral, subkutan, intramuskulär, intravenös) sowie der Eliminationsweise, allgemeine und spezielle pflegerische Kompetenz, Reaktions-, Kommunikations- und Empathiefähigkeit sowie Computerkenntnisse seien als Beispiele für das breite Spektrum des Fachbereiches genannt.

Auch muss auch die Besonderheit von Dialysepatienten hervorgehoben werden. Denn sie sind besondere Patienten, weil sie zum Teil jahrzehntelang in ein und demselben Dialysezentrum betreut werden. Hierdurch entwickelt sich naturgegeben ein deutlich anderes Verhältnis zwischen medizinischem Personal und Patienten.

Literatur

Fachverband nephrologischer Berufsgruppen e. V. fnb (2018) Zugänge zur Dialyse, 3. Aufl. fnb, Raunheim

Hepp W, Koch M (2016) Dialyseshunts, 3. Aufl. Springer, Heidelberg

Klingele M, Brodmann D (2017) Einführung in die Nephrologie und Nierenersatzverfahren, 1. Aufl. Springer, Heidelberg

Weiterführende Literatur

Breuch G (2008) Fachpflege Nephrologie und Dialyse, 4. Aufl. Elsevier/Urban & Fischer, München

Breuch G, Servos W (2010) Dialyse für Einsteiger, 2. Aufl. Elsevier/Urban & Fischer, München

Nowack R, Birck R, Weinreich T (2009) Dialyse und Nephrologie für Fachpersonal, 3. Aufl. Springer, Heidelberg

Weitere Möglichkeiten der Nierenersatztherapie

U. Schnittert, *Neu in der Dialyse*, Neu auf der Fachstation,
https://doi.org/10.1007/978-3-662-61015-2_6

Neben dem Nierenersatzverfahren Hämodialyse, das in ▶ Kap. 5 detailliert erklärt wurde, sollen hier die beiden Alternativen vorgestellt werden.

6.1 Peritonealdialyse

Der umgangssprachliche Begriff Bauchfelldialyse gibt bereits Auskunft über das Verfahren: Das Bauchfell wird mit seiner großen Oberfläche von durchschnittlich 1,5–2,0 m^2 als körpereigene Membran ausgenutzt.

Das Bauchfell besteht im Prinzip aus zwei großen Hautarealen, von denen eines die vordere Bauchwand bekleidet und das andere die inneren Organe des Bauchraums bedeckt. Diese anatomische Gegebenheit bringt es mit sich, dass zwischen diesen beiden Hautarealen ein in sich geschlossener Spalt entsteht, die Bauchhöhle. Sie ist physiologisch stets mit einer geringen Menge seröser Flüssigkeit gefüllt, was den Organen einen gewissen Bewegungsspielraum gibt. Das Bauchfell ist sehr gut durchblutet. Kleine und allerkleinste Blutgefäße erreichen es. Das Bauchfell stellt eine halbdurchlässige Membran dar.

Vor dem Hintergrund, dass der Körper stets um einen Konzentrationsausgleich der in ihm befindlichen Flüssigkeiten und Substanzen bemüht ist, entwickelten medizinische Pioniere in den 1970er-Jahren die Möglichkeit, über Verweilkatheter (Silikon) eine osmotisch wirksame Flüssigkeit in den Bauchraum einzubringen und wieder zu entfernen. So wie die Dialysierflüssigkeit bei der Hämodialyse für den diffusiven Stoffaustausch genutzt wird, wird bei der Peritonealdialyse zunächst eine Elektrolytlösung von genau definierter Menge und Zusammensetzung in den Bauchraum eingebracht. Diese Lösung ist beispielsweise hinsichtlich der Kaliumkonzentration so zusammengesetzt, dass ein Konzentrationsgefälle entsteht. Der Körper wird sich daraufhin bemühen, sobald die Lösung in den Bauchraum eingebracht wurde, das gleichmäßig im Körper verteilte Kalium auch in diese Flüssigkeit im Bauchraum zu verschieben, sodass das Kalium nach einer gewissen Zeitspanne wieder vollständig gleich verteilt ist. Noch augenfälliger sind die diffusiven Prozesse bei den Urämietoxinen, die in der in die Bauchhöhle eingebrachten Lösung überhaupt nicht vorhanden sind. Rasch werden sich Harnstoff- und Kreatininmoleküle durch die Poren des Bauchfells hindurch in diese eingebrachte Flüssigkeit hineinbewegen. Nach einer gewissen Verweildauer wird die eingebrachte Flüssigkeit wieder abgelassen und der Patient ist um einige Urämietoxine ärmer. Ein Zyklus reicht allerdings nicht aus. Ähnlich wie bei der Hämodialyse ist Zeit die wichtigste Zutat der Therapie.

Während die ersten Peritonealdialysebehandlungen rein nach dem Schwerkraftprinzip durchgeführt wurden (Beuteleinlauf „von oben", Beutelablauf „nach unten"), haben sich im Verlauf der letzten Jahrzehnte einige maschinenunterstützte Verfahren etabliert, die zum Großteil ähnlich den Hämodialysebehandlungen in einem ambulanten Dialysezentrum oder in einer stationären Dialyseabteilung durchgeführt werden. Auch die geräteunterstützte Heimversorgung ist durchaus gängig, was den entsprechenden Patienten ein gewisses Maß an Flexibilität gewährt. Die Geräte, die den Beutelwechsel z. T. selbstständig steuern, heißen Cycler oder auch Tidal-Cycler.

Folgende Modifikationen der Behandlung sind derzeit gängig:

- CAPD – kontinuierliche ambulante Peritonealdialyse (ständige Füllung des Bauchraumes, manueller Beutelwechsel)
- CCPD – kontinuierliche zyklische Peritonealdialyse (Füllung des Bauchraumes ganztägig, maschinelle Beutelwechsel nachts)
- NIPD – nächtliche intermittierende Peritonealdialyse (Tagsüber leerer Bauchraum, nächtliche maschinelle Beutelwechsel)
- NTPD – nächtliche Tidal-Peritonealdialyse (oft tagsüber leerer Bauchraum, nachts maschinelle Beutelwechsel mit einem Tidal-Cycler nach anderem Muster mit Restverbleib eines Teils des Dialysats)

Dem (im Internet veröffentlichten) Jahresbericht 2016 des gemeinsamen Bundesausschusses (GBA) zufolge betrug der Anteil der über 86.000 ganzjährig (2016) in Deutschland behandelten Dialysepatienten (ohne Geschlechtertrennung), bei denen als Nierenersatztherapie die Peritonealdialyse angewendet wurde, keine 7 %.

Peritonealdialyse erfordert ein ungleich höheres Maß an eigenverantwortlicher Initiative. Diese kann, gänzlich ohne despektierlichen Beiklang, nicht von schwerkranken und im Allgemeinzustand zum Teil stark reduzierten Patienten erwartet werden.

Das blutreinigende Verfahren Bauchfelldialyse erzielt die gleichen Effekte wie eine Hämodialysebehandlung; unter Umständen können die Resultate sogar besser ausfallen; der angestrebte Kt/V-Wert liegt um 0,5 höher als bei der Hämodialyse, nämlich bei 1,7.

Eine – womöglich alters- und/oder erkrankungsbedingte – mangelnde Compliance steht als Hauptargument gegen die Durchführung einer Peritonealdialyse.

Die Besonderheit des Verfahrens, insbesondere eine streng hygienische Arbeitsweise (Vermeidung einer Bauchfellentzündung), sollte Dialyseneulingen von erfahrenen Dialysefachkräften nahegebracht werden. Auch ist das Studium weiterführender Literatur zu empfehlen.

6.2 Nierentransplantation

Die gängige Abkürzung für eine Nierentransplantation lautet NTx. Prinzipiell werden zwei Möglichkeiten unterschieden:

- Postmortale Organtransplantation
- Lebendorganspende

Transplantierte Patienten müssen lebenslang Medikamente einnehmen, um eine Organabstoßung zu verhindern (Immunsuppression).

Bei Patienten, die sich für Organtransplantation entscheiden, werden umfangreiche Voruntersuchungen und unter Umständen prophylaktische Operationen durchgeführt. Diese Voruntersuchungen beinhalten auch die Typisierung, um im Falle einer Transplantation passende Empfänger und passende Organe zu koordinieren. Die Transplantationsvoruntersuchungen finden in einem kooperierenden Transplantationszentrum statt. Wird dort die Transplantationsfähigkeit bestätigt, werden die Patientendaten an die Stiftung „Eurotransplant" weitergegeben, einer Organvermittlungsstelle (Sitz in Leiden, Niederlande) für Organspenden innerhalb der zusammenarbeitenden Länder (Benelux-Länder, Slowenien, Kroatien, Ungarn, Österreich, Deutschland).

Wie lange ein erfolgreich transplantiertes Organ seine Funktionsfähigkeit behält, ist unmöglich vorherzusagen. Nierentransplantierte Patienten werden von Nephrologen betreut und die Funktion des transplantierten Organs regelmäßig kontrolliert.

Kommt es zu einer Abstoßung, kann diese unterschiedlich verlaufen, nämlich akut oder chronisch. Eine akute Abstoßung kann die Notwendigkeit einer sofortigen Organentnahme zur Folge haben, wohingegen bei einem chronischen Verlauf versucht werden kann, den vollkommenen Funktionsverlust zeitlich hinauszuschieben. Muss das Organ entnommen werden oder ist es nicht mehr ausreichend funktionsfähig, wird der Patient erneut dialysepflichtig.

6.3 Fazit

Neueinsteiger im pflegerischen Fachbereich Dialyse werden in aller Regel zunächst gründlich in den Umgang mit Hämodialysegeräten eingearbeitet. Sofern Peritonealdialyse angeboten wird, steht die Einarbeitung in dieses spezielle Themengebiet am Ende der Einarbeitungszeit, wenn dies nicht sogar noch weiter verschoben wird.

Außer in thematisch sehr breit aufgestellten Dialyseeinheiten, beispielsweise in Universitätskliniken, hat das Dialysefachpersonal selten einen direkten Kontakt zu transplantierten Patienten.

Weiterführende Literatur

Breuch G (2008) Fachpflege Nephrologie und Dialyse, 4. Aufl. Elsevier/Urban & Fischer, München

Klingele M, Brodmann D (2017) Einführung in die Nephrologie und Nierenersatzverfahren, 1. Aufl. Springer, Heidelberg

Nowack R, Birck R, Weinreich T (2009) Dialyse und Nephrologie für Fachpersonal, 3. Aufl. Springer, Heidelberg

Andere extrakorporale Blutreinigungsverfahren

U. Schnittert, *Neu in der Dialyse,* Neu auf der Fachstation,
https://doi.org/10.1007/978-3-662-61015-2_7

Vielfach werden blutreinigende Behandlungen in Dialyseeinheiten durchgeführt, bei denen das Therapieziel aufgrund anderer Diagnosen ein völlig anderes ist. Den verschiedenen Therapiezielen entsprechend werden unterschiedliche Geräte und Materialien für die einzelnen Verfahren verwendet.

Es gibt zahlreiche Indikationen, Blut außerhalb des Körpers zu behandeln und Substanzen zu eliminieren. Eher selten müssen Nierenersatztherapie und ein anderes Blutreinigungsverfahren kombiniert (parallel) durchgeführt werden.

Diese Behandlungen werden entweder in Dialyseeinheiten durchgeführt, oder es wird Dialysefachpersonal auf andere Stationen, beispielsweise Intensivstationen, entsandt, um sie durchzuführen und zu überwachen.

Bei Plasmabehandlungen (Aphereseverfahren, synonym Plasmapherese, Plasmaseperation) wird das an einem Primärfilter abgeschiedene Plasma in einem parallel zur Blutzirkulation verlaufenden Prozess über eine Plasmapumpe zu einem Sekundärfilter geleitet, an dem die eigentliche Eliminationsleistung erbracht wird und spezifisch die zu eliminierenden Moleküle zurückgehalten werden (z. B. Lipidapherese bei Fettstoffwechselstörungen).

Bei Adsorptionsverfahren wird das abgeschiedene Plasma nicht durch einen Membranfilter geleitet, sondern an einer adsorbierenden Oberfläche entlanggeleitet (z. B. Immunadsorption bei Autoimmunerkrankungen).

Sofern das abgeschiedene Plasma ausgetauscht werden soll, wird es nach der Abscheidung verworfen und durch individuell berechnetes Albumin bzw. durch Frischplasmakonzentrate ersetzt (z. B. bei Goodpasture-Syndrom, Kryoglobulinämie, Myasthenia gravis sowie aufgrund anderer Erkrankungen und gelegentlich als Prophylaxe vor Nierentransplantation).

Wird die Eliminationsleistung direkt am primären Filter erbracht, handelt es sich um Vollblutbehandlungen, die insgesamt seltener zur Anwendung kommen. Hierzu zählt beispielsweise als Therapie bei bestimmten Intoxikationen (z. B. Knollenblätterpilz, Paracetamol, Alkohol) die Hämoperfusion. Dabei wird das toxinbeladene Blut an einer adsorbierenden Oberfläche (Aktivkohle, Kunstharze) entlanggeleitet.

Bei Fettstoffwechselerkrankungen gibt es neben der zuvor erwähnten Plasmabehandlung auch die Möglichkeit einer Vollblutbehandlung.

Bei Leberversagen kann die umgangssprachlich „Leberdialyse“ genannte Leberersatztherapie durchgeführt werden.

7.1 Fazit

Extrakorporale Blutreinigungsverfahren sind Spezialgebiete, die nur selten überhaupt im Rahmen der Einarbeitungszeit in einer Dialyseabteilung im Themenkatalog aufgeführt sind. Die Durchführung und Überwachung solcher Verfahren erfordern ein hohes Maß an Fachwissen und Berufserfahrung.

Weiterführende Literatur

Breuch G (2008) Fachpflege Nephrologie und Dialyse, 4. Aufl. Elsevier/Urban & Fischer, München

Klingele M, Brodmann D (2017) Einführung in die Nephrologie und Nierenersatzverfahren, 1. Aufl. Springer, Heidelberg

Nowack R, Birck R, Weinreich T (2009) Dialyse und Nephrologie für Fachpersonal, 3. Aufl. Springer, Heidelberg

Serviceteil

U. Schnittert, *Neu in der Dialyse*, Neu auf der Fachstation,
https://doi.org/10.1007/978-3-662-61015-2

Stichwortverzeichnis

F

G

H

I

J

K

L

M

N

O

P

W

Z